MAMMO OU PAS MAMMO ?

Conception graphique et mise en page : Valérie Ferrer
Visuel de couverture : © Shutterstock
Infographies : Noémie Cesarone
Illustrations : Thierry Souccar Éditions,
d'après une idée originale de la Dre Cécile Bour

Dépôt légal : 3e trimestre 2021
ISBN : 978-2-36549-447-2
ISBN ebook : 978-2-36549-448-9

www.thierrysouccar.com

Dre Cécile BOUR

MAMMO OU PAS MAMMO ?

THIERRY SOUCCAR ÉDITIONS

« Il n'y a rien de plus inutile que de faire efficacement ce qui n'aurait jamais dû être fait du tout. »

Peter Drucker (1909-2005) auteur et théoricien, professeur de science politique et de management.

Sommaire

Introduction

Bien peu de sujets médicaux ont occasionné des controverses aussi vives, aussi longues et aussi passionnées que le dépistage du cancer du sein. C'est un énorme débat donnant lieu à de nombreux affrontements, pour la plupart au cœur de la communauté scientifique. Premières concernées, les femmes en sont généralement tenues à l'écart, ne recevant une fois par an que les messages rassurants et « glamourisés » des campagnes commerciales d'Octobre Rose.

Consciente du décalage entre les recommandations officielles, plutôt univoques, et les interrogations légitimes de mes patientes, j'ai pris le parti de collecter leurs questions pour effectuer un travail d'information le plus pédagogique et équilibré possible, afin que vous, lectrice, puissiez ensuite prendre une décision en fonction de cette information – aussi de votre vécu et de vos choix certes –, mais en tous cas en connaissance de cause et dans *votre* intérêt.

J'essaie ici de vous fournir des informations et des outils d'aide à la décision fondés sur les données scientifiques objectives, pour que vous ayez la possibilité de faire un choix actif, mature et éclairé, le *vôtre*, sans incitation, sans consentement acheté, sans coercition, sans apeurement, sans manipulation des chiffres, sans slogan, mais sur la base de preuves scientifiques disponibles et modernes.

En France, le dépistage est proposé aux femmes de 50 à 74 ans. Il est fondé sur la conviction que plus on détectera en grand nombre des cancers de petite taille, mieux on viendra à bout de la maladie. L'outil préférentiel, la mammographie, dans lequel nous avons placé une confiance illimitée, a pour but d'identifier les cancers du sein localisés qui, s'ils n'étaient pas détectés, métastaseraient théoriquement tous, et causeraient automatiquement la mort.

Malheureusement, le génie du cancer est retors. Il n'y a pas de « petits bons cancers », ou de « gros méchants cancers », même si statistiquement un petit cancer sera de meilleur pronostic. Mais la mécanique du cancer est bien plus complexe que ce schéma simpliste, et de ce fait, le dépistage du cancer du sein n'a hélas pas comblé toutes nos attentes.

Les toutes premières études sur le dépistage présentaient les avantages du dispositif de façon très optimiste ; cette manière d'occulter délibérément ses risques n'est plus du tout d'actualité de nos jours alors que d'autres études ont émergé.

En effet, depuis l'adoption du dépistage systématique, on s'est aperçu que le taux annuel de nouveaux cas de cancers du sein précoces a doublé, tandis que le taux de cancers du sein avancés n'a guère chuté, ce qu'on espérait pourtant. Parallèlement les données démographiques suggèrent que le dépistage conduit à un taux de surdiagnostic (c'est-à-dire de diagnostics inutiles) considérable, estimé actuellement à 30 %, ce qui voudrait dire qu'un cancer sur trois détectés représente une détection inutile.

Les doutes sur les bienfaits de ce dépistage émanent d'équipes internationales et proviennent d'études menées sur des périodes historiques différentes, selon des méthodes d'analyses différentes, sur des zones géographiques différentes. Pourtant, toutes concordent pour dire que la balance entre bénéfices et risques du dépistage est discutable.

Des lanceurs d'alerte clament la nécessité d'en informer les populations. C'est là où le bât blesse, notamment en France.

Parce qu'on ne leur a jamais exposé les données de façon équilibrée, certaines lectrices vont certainement découvrir seulement maintenant que la pertinence du dépistage du cancer du sein est contestée sur le plan scientifique.

D'autres, au contraire, ne seront pas surprises, déjà averties grâce à la lecture de blogs d'information médicale, ou par un praticien prudent qui s'applique à informer sa patientèle, ou encore par des articles de presse plus pondérés, comme certaines publications du magazine *Que Choisir Santé* qui a soulevé, à plusieurs reprises, les problèmes que posent le dépistage et l'information défaillante donnée aux femmes.

Mes propres expériences et les discussions dans l'intimité des consultations m'ont fait clairement apparaître à quel point, pour une femme, la décision de se faire dépister ou non ne peut se prendre de manière tranchée, mais qu'elle est le résultat d'un cheminement. Encore faut-il que chaque femme soit dûment informée, ce qui est une question d'équité et d'éthique.

Il nous faut sortir du stérile débat des « pour » et des « contre » le dépistage. En revanche le devoir de tout professionnel de santé est de vous aider à faire votre choix. Avoir une conversation avec votre médecin sur le dépistage, sur ses tenants et ses aboutissants, ne signifie en aucun cas que le dépistage mammographique doit avoir lieu à l'issue de la consultation. Votre décision réfléchie de refuser éventuellement ce dépistage est tout aussi raisonnable et doit être respectée, que cela concorde avec les convictions de votre praticien ou non.

Cet ouvrage essaie de contribuer au mouvement mondial qui vise à valoriser une information équilibrée, garante de la prise de décision éclairée de chaque citoyen, malade ou sain. C'est cela, la façon moderne d'exercer la médecine : sortir des comportements paternalistes, considérer le patient comme un être mature et capable de prise de décision, intégrant son vécu, ses préférences, ses convictions, et ses connaissances.

Cette information équilibrée, c'est nous, praticiens, qui devrons la délivrer, mais c'est aussi le rôle primordial des institutions nationales. Elles ne doivent pas seulement promouvoir des dispositifs de santé mais communiquer efficacement sur leurs bénéfices comme sur leurs risques éventuels afin que la population concernée puisse avoir toutes les clés en main.

Le choix du dépistage *vous* incombe. Il n'incombe ni à vos médecins, ni aux décideurs des politiques de santé publique, ni aux stars médiatiques rémunérées pour en faire la promotion.

Cet ouvrage n'est pas une fin en soi. Il peut constituer le point de départ d'une réflexion, une base de discussion avec votre praticien, qui vous donnera lui aussi son éclairage.

VOUS NE FEREZ JAMAIS DE BON OU DE MAUVAIS CHOIX. VOUS FEREZ LE VÔTRE,

et je vais modestement vous accompagner.

Chapitre 1

« Me voilà tranquille pour deux ans ! »

Françoise L., 52 ans

Françoise pousse la porte du cabinet de radiologie pour sa deuxième mammographie de dépistage. Elle se félicite d'être ponctuelle : c'est un rendez-vous à ne pas rater ! Elle attend de l'examen qu'il la protège du cancer. Elle compte sur lui pour l'affranchir de tout souci. ***" Ouf, tranquille pour deux ans ! D'ailleurs mon précédent radiologue me l'a bien dit... Tant que vous viendrez au dépistage, vous n'aurez pas de soucis à vous faire ! " »***

Attention à cette affirmation qui est faussement rassurante. La mammographie *n'est pas* un examen prédictif : le fait que le médecin ne voie aucune image pathologique le jour J ne préjuge en rien de ce qui va advenir – y compris dans un futur proche. De plus, il ne faut pas que cet examen jugé « normal » soit rassurant au point de décourager une femme de consulter si elle découvre un signe d'alerte dans les jours, les semaines, les mois qui suivent.

Cette situation, je l'ai malheureusement rencontrée plusieurs fois. Il arrive, après une mammographie dite « normale », qu'une femme, en s'examinant, découvre un symptôme nouveau et alarmant, mais décide de ne pas consulter, car elle est convaincue que dans les deux ans suivant une mammographie normale rien de grave ne peut arriver.

Or, la mammographie n'est qu'une photo instantanée, une sorte de « selfie » radiographique qui vous informe qu'au moment de l'examen il n'y a rien, ou plus exactement qu'il n'y a rien de *visible*.

ATTENTION ! La mammographie n'a pas valeur de prédiction, pas plus qu'elle ne protège d'un futur cancer. Si vous découvrez de nouveaux symptômes (même après une mammographie normale), vous devez consulter sans attendre.

Les signes qui doivent vous inciter à consulter

Les signes listés ci-dessous ne sont pas typiques du cancer ; ils peuvent également évoquer des maladies bénignes du sein. Ils doivent néanmoins vous motiver à consulter. Une *mammographie de diagnostic* pourra alors vous être prescrite.

- Modification de l'arrondi, de la forme générale du sein (irrégularités, déformations…).
- Rétraction du mamelon.
- Lésion croûteuse du mamelon.
- Bosse ou tuméfaction d'apparition récente, surtout si elle est peu mobile à la palpation.
- Méplat, c'est-à-dire zone plus plane du sein, qui en rompt l'arrondi, ou même une zone de rétraction.

- Écoulement sanglant.
- Rougeur inexpliquée.
- Grosseur dans l'aisselle, persistante ou dont le volume augmente
- « Peau d'orange » avec apparition dans la zone concernée de « capitons », de petites boursouflures perceptibles entre deux doigts.
- Plaie sur la peau, due à un cancer ulcérant.
- Gonflement et durcissement du sein entier.
- Masse palpable en profondeur, survenue sans déformation extérieure visible.

IL Y A MAMMO ET MAMMO !

La *mammographie de dépistage*, c'est la mammographie de routine, celle qu'on vous demande de réaliser tous les deux ans dès 50 ans, même en l'absence de tout symptôme, sur convocation. Quant à la *mammographie de diagnostic*, c'est celle qui est motivée par l'apparition d'un signe, d'un symptôme dans le sein. Ce symptôme nécessite une exploration par mammographie pour identifier et diagnostiquer le problème du sein.

Dépistage et prévention ne sont pas synonymes !

Malheureusement la confusion entre les deux est totale et elle est entretenue, entre autres, par les campagnes d'Octobre Rose qui répandent le mythe selon lequel la *mammographie de dépistage* serait un examen préventif. Cette confusion est d'autant plus grande que les deux termes « prévention » et « dépistage » sont fréquemment juxtaposés, comme c'est le cas sur la page d'accueil du site

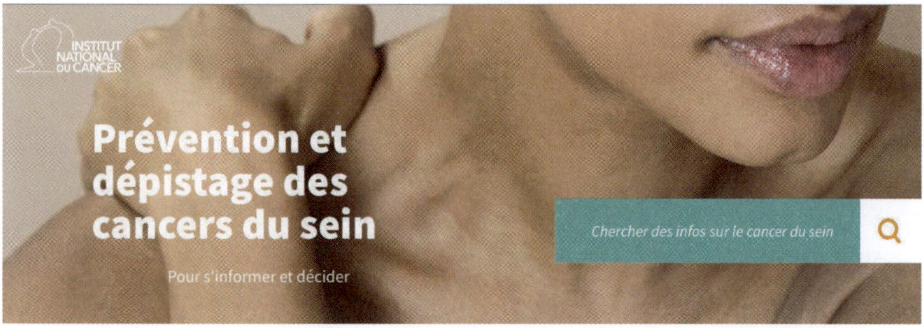

de l'Institut national du cancer (https://cancersdusein.e-cancer.fr). Ainsi, dans l'esprit de beaucoup de mes patientes, la meilleure façon de venir à bout du cancer du sein serait donc de le dépister par mammographie. Il s'agit là d'un abus de langage assez répandu qui induit en erreur. Il est faux de dire que le dépistage du cancer du sein est une forme de prévention.

PRÉVENIR LA MALADIE,
c'est faire en sorte qu'elle ne survienne pas.

DÉPISTER LA MALADIE,
c'est la rechercher chez une personne qui n'a aucun symptôme et ne se plaint absolument de rien.

Les mammographies de dépistage répétées n'ont pas le pouvoir d'empêcher l'existence ou la survenue d'un cancer, quel qu'il soit (de bon ou mauvais pronostic, à croissance lente ou rapide, invasif ou non invasif). L'image mammographique reflète ce qui existe *déjà* dans le sein.

« Comment puis-je me protéger dans ce cas ? »

Si la mammographie ne prévient pas réellement du cancer, il existe des facteurs protecteurs et des facteurs dits « de risque possible » sur lesquels on peut parfois agir.

Pour le cancer du poumon, par exemple, on a identifié un facteur de risque direct : c'est le tabagisme. Une relation aussi nette n'existe pas pour le cancer du sein, mais des corrélations ont été observées.

Les facteurs de risque reconnus comme tels :

- l'âge (cancer statistiquement plus fréquent au-delà de 50 ans) ;
- le sexe (cancer très nettement plus fréquent chez la femme) ;
- les personnes ayant une prédisposition génétique (altération du gène BRCA1 ou BRCA2, dont la fonction est de réparer des lésions de l'ADN que la cellule du sein a pu subir) ;
- des examens irradiants répétés de la zone thoracique (radios, scanners).

Les facteurs de risque possibles seraient pour certains sans certitude absolue [1] :

- l'obésité ;
- l'activité physique insuffisante ;
- la prise de contraceptifs œstroprogestatifs (la pilule) [2, A] ;
- un environnement industriel ou agricole nocif ;
- le travail en horaires décalés et le travail de nuit ;
- le tabagisme, actif ou passif [B] ;
- la consommation d'alcool ;
- une puberté précoce ;
- une première grossesse tardive ;

- le choix de l'allaitement artificiel ;
- une ménopause tardive ;
- la prise d'un traitement hormonal de la ménopause [3, C].

Les facteurs de protection sont :
- des premières règles tardives ;
- un premier enfant avant l'âge de 20 ans ;
- l'allaitement maternel ;
- l'activité physique régulière.

En revanche, avoir subi une interruption de grossesse, manger ou non de la viande, prendre certaines vitamines, certains médicaments, ou encore utiliser un déodorant n'est, semble-t-il, ni protecteur ni facteur de risque.

Conseils de prévention

Pour prévenir le cancer du sein, voici ce qu'il conviendrait de faire…
- Limiter au strict nécessaire les scanners thoraciques et les mammographies, c'est-à-dire l'exposition de la poitrine aux rayonnements X.
- N'effectuer ces examens irradiants que lorsque la situation clinique nécessite un approfondissement pour établir un diagnostic. Cela vaut notamment pour la femme jeune (avant la cinquantaine, période où le sein est particulièrement sensible au rayonnement) et pour la femme prédisposée génétiquement ou à risque familial de cancer du sein.
- Diminuer sa consommation d'alcool, sachant qu'au-delà de 3-4 verres par jour le risque est augmenté de 32 % [4, 5].

- Diminuer sa consommation de tabac, même si, comme nous venons de le voir, aucun lien direct n'est rigoureusement établi.
- Se protéger en cas d'exposition à des produits chimiques toxiques (pesticides, par exemple) sur son lieu de travail, en milieu agricole ou industriel.
- Aménager, si possible, ses horaires de travail.

La mammographie de dépistage ne protège pas du cancer du sein, ne prévient pas du cancer du sein, ne prédit pas la venue ou non d'un cancer du sein.

UN SYMPTÔME NOUVEAU, ALARMANT OU INHABITUEL DOIT TOUJOURS VOUS AMENER À CONSULTER.

Une mammographie de diagnostic aura alors son utilité.

Il n'y a pas un seul facteur de risque bien déterminé en lien avec le cancer du sein. On connaît des facteurs de risque et des facteurs de protection.

Chapitre 2

« Je viens faire ma mammo parce qu'on entend partout qu'il y a de plus en plus de cancers ! »

Catherine R., 54 ans

Catherine lit beaucoup la presse dite « de vulgarisation médicale ». D'ordinaire, elle s'adonne sereinement à ses nombreuses activités associatives. Mais là, on est au mois d'octobre, et l'inquiétude l'envahit. Les slogans de la « campagne rose » sont partout, et les médias sont unanimes : ***« Il y a une "épidémie" de cancers due à notre mode de vie et à notre environnement. »***

Que notre mode de vie et notre environnement soient en cause dans le cancer du sein comme les médias l'affirment n'est pas impossible. Mais sommes-nous réellement confrontés à une épidémie ? Commençons par nous intéresser à l'*incidence* du cancer du sein, laquelle, quoi qu'il en soit, augmente avec le dépistage.

Tout d'abord qu'est-ce que « l'incidence » ?

L'INCIDENCE,

c'est le nombre de nouveaux cas de cancer découverts dans une population sur une période donnée. Elle est généralement exprimée en taux annuel et pour 100 000 habitants.

S'il est tout à fait vrai que l'incidence du cancer du sein a augmenté ces trente dernières années, il convient de s'interroger sur les causes de cette augmentation et s'assurer qu'il n'y a pas de lien avec le dépistage.

Les données françaises dont nous disposons sont malheureusement trop imprécises. Dans les différents rapports officiels, l'incidence du cancer du sein englobe à la fois celle des femmes dépistées et des non dépistées, on ne peut donc pas se rendre réellement compte de l'impact du dépistage sur l'incidence.

Ce dont il faut avoir conscience également, c'est qu'en France les données d'incidence sont des extrapolations. Les chiffres d'incidence proviennent de données recueillies dans 14 registres généraux métropolitains qui sont extrapolées à la France entière. Ces 14 registres couvrent uniquement 19 départements français, à savoir environ 24 % de la population[6]. Ces extrapolations négligent les différences qui existent selon les régions et qui rendent les populations peu comparables (répartition des tranches d'âge différentes selon les contrées).

S'agissant d'estimations, vous constaterez d'ailleurs que les taux d'incidence indiqués varient parfois selon l'institut officiel consulté, y compris au sein d'un même institut car, comme le montrent les rapports rédigés, les méthodologies utilisées peuvent être différentes.

Pour savoir si nous sommes réellement confrontés à une épidémie de cancers du sein, il est donc capital d'examiner avec précision comment se comporte l'incidence de ce cancer uniquement pour les groupes des femmes concernées par le dépistage.

Une étude a été conduite en France pour permettre cette analyse fine de la situation : il s'agit d'une enquête réalisée en 2011 par des épidémiologistes internationaux, dont un Français, Bernard Junod, éminent épidémiologiste issu de l'École des hautes études en santé publique de Rennes (EHESP)[7].

Voici leurs observations :

- Le nombre d'appareils de mammographie en fonctionnement en France a augmenté régulièrement en l'espace de 20 ans, passant de 308 en 1980, à 499 en 1984, puis à 1351 en 1990, 2282 en 1994 et 2511 en 2000. Le nombre d'appareils a donc été multiplié par huit entre 1980 et 2000. En conséquence, le dépistage s'est intensifié.
- Lorsqu'on compare l'incidence du cancer du sein à différentes époques chez des femmes de même classe d'âge, on s'aperçoit qu'elle augmente avec le temps et qu'elle est nettement supérieure lorsque les femmes sont soumises à un dépistage intense. La plus forte augmentation, de 112 %, s'est produite en 2005 pour le groupe d'âge de 60 à 64 ans.

Cette augmentation de l'incidence du cancer du sein s'est donc produite parallèlement à l'augmentation de l'intensité du dépistage comme l'illustre la figure 1 ci-contre.

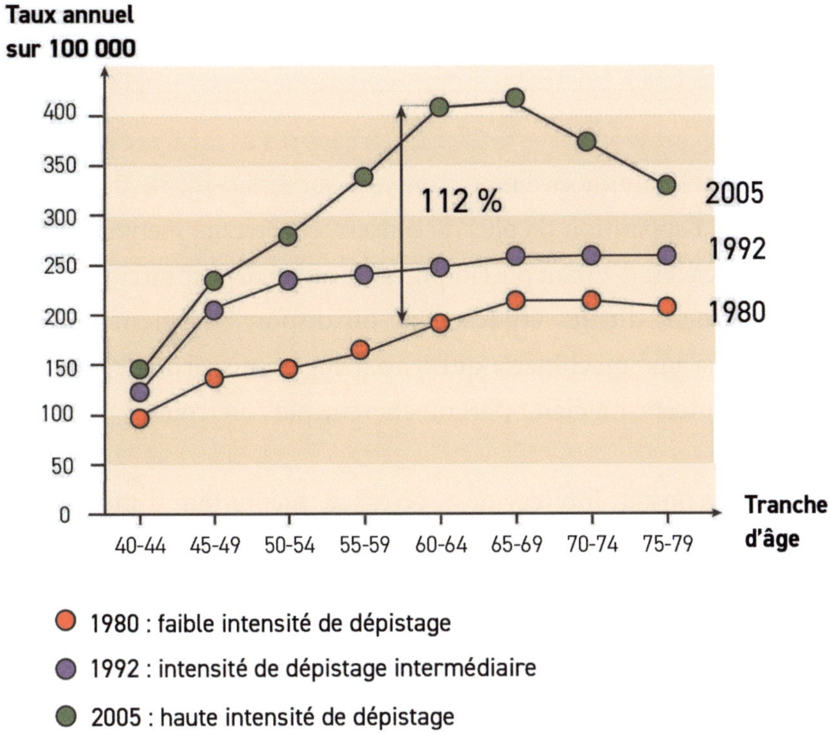

Fig. 1 - Taux d'incidence du cancer du sein par âge selon l'activité de dépistage en France en 1980, 1992 et 2005[8]

Plus on dépiste, plus l'incidence augmente. Ce phénomène d'augmentation d'incidence, dès lors qu'on introduit un dépistage systématique, est frappant. Il a été observé dans tous les pays où le dépistage a été instauré.

Par exemple au Royaume-Uni, on distingue bien un pic d'augmentation d'incidence concomitant à l'introduction du dépistage[D].

Plus on cherche, plus on trouve.

Dans ces pays comme en France, on voit que le fait même de dépister entraîne l'apparition de plus de cancers, et cette augmentation du nombre de cas est d'autant plus importante qu'on dépiste intensément.

Autrement dit, les études dont on dispose suggèrent que le dépistage est une machinerie qui tend à augmenter artificiellement les cas de cancers. En clair : plus on cherche plus on trouve !

Deuxième constat intéressant : cette augmentation d'incidence porte essentiellement sur les cancers les moins avancés, qui sont aussi les moins agressifs.

Nous verrons ultérieurement comment et pourquoi les cancers les plus avancés, donc les plus graves – ceux dont on voudrait voir l'incidence diminuer – ne reculent pas.

« Donc vous pensez qu'on n'est pas confronté à une vraie épidémie ? »

Que se passerait-il en cas de véritable « épidémie de cancers », au sens où on l'entend, c'est-à-dire si on était confronté à une multiplication de cas en un lieu donné à un moment donné ? Eh bien alors, le dépistage serait efficace. Plus on trouve de cas de cancers, plus on traite, n'est-ce pas ? Dans ce cas, le taux de cancer devrait s'affaisser et l'épidémie s'enrayer. Or, ce n'est pas ce que l'on observe.

Lorsqu'on a comparé, dans les études visant à évaluer les effets du dépistage, les groupes de femmes dépistées aux groupes de femmes non dépistées, on a fait le même constat : le groupe dépisté présentait toujours une incidence de cancers plus élevée que le groupe témoin (celui sans dépistage). Et cet écart persiste dans le temps, ce qui n'est pas du tout l'effet attendu[9, 10, 11].

L'emballement du nombre de cas n'a lieu que dans les groupes dépistés !

« À quoi s'attendait-on exactement en généralisant la mammo ? »

Au début, il paraît logique qu'il y ait une envolée des taux de cancers, puisque le dépistage sert à débusquer des cancers avant que ceux-ci ne se manifestent et ne deviennent symptomatiques. Dans un premier temps donc, après l'instauration d'un dépistage dans la population, il fallait s'attendre à une augmentation des cas de cancers (les cancers existants plus les dépistés).

C'est ce qui apparaît sur la partie A de la courbe présentée en page suivante.

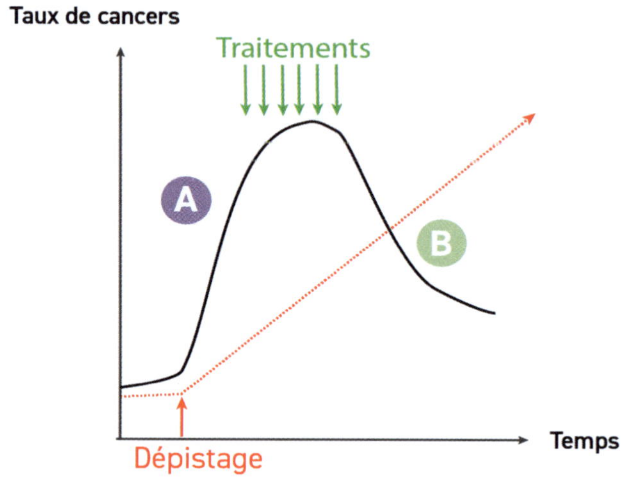

Fig. 2 - Ce qu'on attendait du dépistage (trait noir)
et ce qu'on a observé (trait rouge)

Mais par la suite, cet excédent de cancers dans le groupe des femmes dépistées devrait s'amenuiser progressivement. En effet, la mammographie étant censée dépister des cancers précoces non symptomatiques et les traiter dès leur détection, l'incidence totale des cancers devrait logiquement diminuer – notamment celle des cancers les plus graves – et/ou se stabiliser au fil du temps à des valeurs inférieures à celles d'avant dépistage. La courbe représentant le taux des cancers devrait s'infléchir (voir figure 2, partie B). Ne resteraient théoriquement que des cancers non dépistés.

Ainsi, selon cette logique, l'efficacité du dépistage doit se traduire par sa capacité à réduire le taux des cancers avancés dans la population, comme l'explique un travail synthétique de 2018[12] sur le dépistage du cancer du sein réalisé par le Pr Autier, épidémiologiste et directeur de recherche à l'International Prevention Research Institute (IPRI), à Lyon.

Or, il n'en est rien. L'incidence des cancers du sein augmente inexorablement, de façon continue et ininterrompue, avec l'intensité du dépistage par mammographie, comme l'illustre le tracé en pointillé de la figure 2 ci-contre, et cela sans que l'on n'observe dans le même temps de diminution des formes les plus graves [E, F]. Ceci est attesté par de nombreuses autres études (liste non exhaustive) [13, 14, 15, 16].

Ainsi, l'augmentation en continu de l'incidence des cancers du sein invasifs montre que le dépistage est inefficace pour faire baisser les cancers les plus graves, dont l'impact est le plus important sur la santé des femmes.

« Si on trouve de plus en plus de cancers dans nos seins, c'est bien parce qu'ils y sont, non ? »

Dans l'esprit du public, un cancer et des cellules cancéreuses, c'est pareil. Eh bien, non ! Des cellules cancéreuses, nous en fabriquons tous les jours, des centaines même. Et heureusement, notre immunité en vient à bout ! Mais parfois nos défenses sont dépassées et un cancer peut alors se développer : les cellules cancéreuses se sont amassées pour former un petit nodule. Ce dernier peut rester inerte du vivant de la personne et même disparaître.

Plus rarement, les cellules cancéreuses échappent à tout contrôle, se multiplient et envahissent l'organisme du patient avant de provoquer son décès.

Être porteur d'un cancer et être malade du cancer, ce n'est pas la même chose.

Des cellules cancéreuses, il y en a donc chez tout le monde ! Dans la prostate des hommes, elles sont d'une extrême banalité. La moitié des hommes de plus de 60 ans et presque tous les hommes de plus de 90 ans ont des cellules cancéreuses dans leur prostate. Et 80 % des hommes de plus de 80 ans sont porteurs d'un cancer muet.

En ce qui concerne le sein féminin, des études fondées sur les autopsies de femmes décédées d'autres causes que le cancer ont montré que 37 % d'entre elles entre 40 et 54 ans, et 39 % entre 40 et 49 ans, étaient porteuses d'une lésion précancéreuse qui ne s'est pas manifestée, ou d'un cancer inexprimé [17, 18]. Dans une autre évaluation, sur les 686 femmes autopsiées, décédées d'autres causes que le cancer, la proportion de porteuses de tumeurs a été quatre fois plus élevée que dans la population féminine en vie [19]. Ces tumeurs sont donc restées « silencieuses ».

Il existe donc bien des cancers quiescents, qui n'évoluent pas, qui ne tuent pas, qui ne mettent pas la vie de la femme en danger, mais ces cancers seront assurément détectés si on les recherche intensivement. C'est la raison pour laquelle le dépistage produit du diagnostic, mais aussi ce qu'on appelle du *surdiagnostic*, c'est-à-dire des diagnostics non utiles (nous reviendrons sur cette notion capitale), effet indésirable majeur du dépistage.

EN BREF ↘

Plus on cherche, plus on trouve : c'est la médecine qui produit de la maladie par une recherche excessive de lésions qui n'auraient pas tué, qui n'auraient pas nui à la femme si on ne les avait pas découvertes.

LE SURDIAGNOSTIC EST UN EFFET INDÉSIRABLE MAJEUR DU DÉPISTAGE,
qui a des conséquences graves que nous verrons ultérieurement.

Chapitre 3

**« C'est bon alors ?
Vous l'auriez vu de toute façon
s'il y avait quelque chose ! »**

Claire L., 56 ans

Claire est une femme de 56 ans qui prend grand soin de sa santé. Facilement inquiète, elle consulte fréquemment et a foi en la médecine de prévention. Sa mammographie terminée, elle demande à être rassurée.

Établir un diagnostic est une étape intellectuelle pour le médecin. Mais pour le patient, il s'agit d'une quête d'un verdict absolu, certifié par un rituel d'examens qui lui paraissent infaillibles. Or, il faut bien comprendre que les outils dont on dispose présentent, tous, des imperfections.

Les radiologues ont à leur disposition principalement trois techniques :

1- la mammographie, avec rayons X ;

2 - l'échographie, au moyen d'ultrasons ;

3 - l'IRM, ou imagerie par résonance magnétique.

L'échographie et l'IRM n'irradient pas, car elles n'utilisent pas de rayonnement X.

Le sein est composé de fibres glandulaires et de graisse (des pleins et des vides) qui s'organisent de façon aléatoire (voir la figure 3, page. 36-37). Cette structure fibrillaire – plus ou moins dense, compacte ou aérée – diffère d'une femme à l'autre et évolue d'un cycle à l'autre, d'une année à l'autre, chez la même femme en fonction des traitements hormonaux, des modifications de sa physiologie et des variations de son poids.

Il s'agira donc de détecter dans cette texture capricieuse une lésion réelle. Toutefois, plus une lésion est petite, moins elle est typique. Lors de la mammographie, les signes caractéristiques qui permettent au radiologue d'affirmer avec certitude qu'il est en présence d'un cancer sont plus discrets, bien moins discernables qu'en cas de lésion de plus grande taille. Par conséquent, moins l'image est caractéristique, plus il l'examine. Et plus il l'examine, plus le radiologue va s'interroger et douter, si bien qu'il tendra finalement, par précaution, à considérer ce qu'il observe comme « suspect ». Il s'assure ainsi de ne pas exposer sa patiente à un retard de diagnostic ou une perte de chance, et aura l'impression qu'elle sera protégée puisque son examen ne restera pas sans suite.

« Si on incite tant les femmes à passer une mammo, c'est parce que les résultats de cet examen sont fiables, non ? »

Il faut savoir que pour d'autres dépistages, les examens utilisés donnent un résultat plus « binaire » : « Oui, il y a quelque chose. » Ou : « Non, il n'y a rien. » C'est le cas, par exemple, du dépistage du cancer du côlon, qui consiste à rechercher la présence de

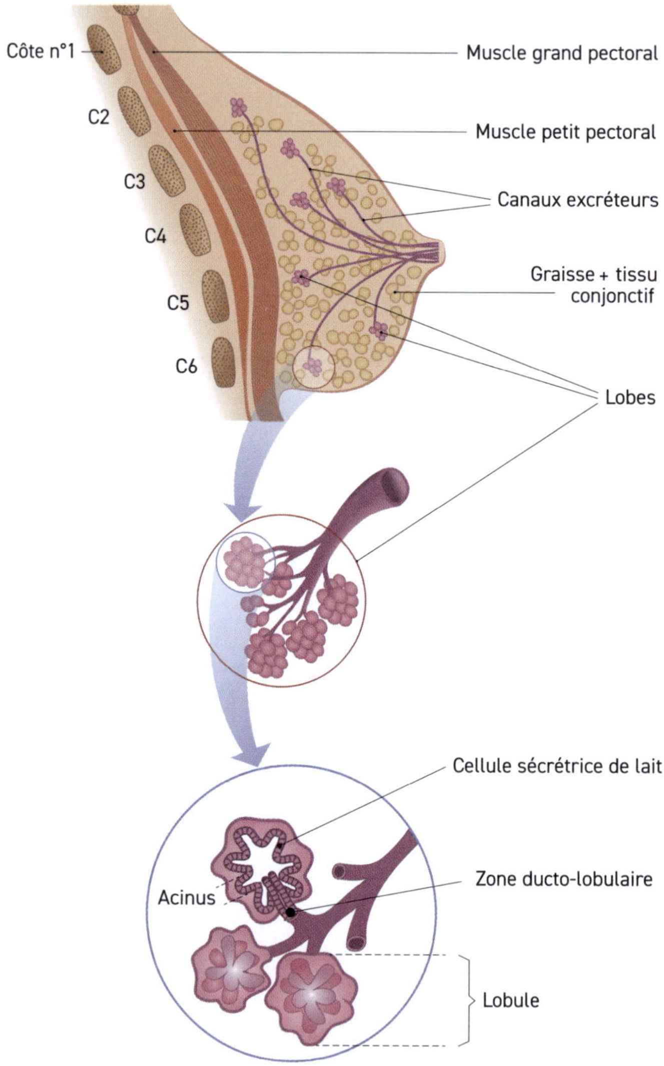

Fig. 3 - Schéma anatomique du sein[20].

Le sein est une glande destinée à la production de lait. Il est essentiellement composé de graisse et de tissu conjonctif au sein desquels se trouvent des canaux excréteurs de lait qui aboutissent au mamelon et des lobes.

Il existe entre 15 et 20 lobes dans le sein.

Les canaux excréteurs, reliés entre eux à différents niveaux, forment une arborescence.

Les unités terminales sécrétoires sont disposées aussi bien dans la profondeur du sein que sous la peau (ce qui explique la difficulté de réaliser une mastectomie vraiment complète).

Chaque lobe est constitué de lobules.

Chaque lobule est constitué d'acini. Un acinus est la structure de base de la production du lait.

Les cancers du sein naissent au niveau de la zone ducto-lobulaire.
On parle de cancer lobulaire lorsque la tumeur se développe au niveau du lobule ou de cancer canalaire lorsque celle-ci se développe au niveau du canal.

sang dans les selles. L'analyse du prélèvement de selles donne une réponse de type « oui » ou « non » : il y a ou il n'y a pas de sang dans les selles (ce qui, au passage, n'est pas synonyme de « il y a un cancer » ou « il n'y a pas de cancer »).

Lors de la mammographie, le résultat ne se présente pas ainsi ; il n'a pas ce caractère binaire. Il découle d'une *interprétation* faite par un humain : le radiologue.

En général, un radiologue qui a de l'expérience possède un œil plus acéré. Son but est de traquer le plus petit cancer possible, il aura donc tendance à arrêter toutes les images qui lui semblent douteuses, dont bon nombre se révèleront finalement être des lésions bénignes.

Selon son vécu et les expériences qu'il aura traversées (cancers supputés mais non confirmés, cancers « loupés », femmes inquiétées inutilement), le radiologue peut passer, avec le temps, d'un stade confiant à une position de plus grande inquiétude.

Si l'on fait l'analogie avec une enquête policière, le « dépisteur angoissé » arrêtera tous les criminels, mais aussi les « délits de faciès » ! Le taux de criminalité dans son secteur tendra vers zéro mais il aura éliminé d'authentiques innocents, qui n'auraient jamais mis en danger la vie d'autrui. Concrètement, dans le cas présent du dépistage du cancer du sein, un radiologue scrupuleux classera en « positif » de très nombreuses images, y compris des bénignes, ce qui occasionnera, entre autres, de multiples prélèvements inutiles. **Voilà l'écueil propre à l'examen et à l'examinateur.**

Mais un autre facteur limite la capacité de détection du radiologue. Il se trouve cette fois chez la femme : c'est la densité de ses seins.

Chez les femmes jeunes et non ménopausées, le sein est plus dense : il présente davantage d'éléments glandulaires et moins de structures graisseuses. Sur les images, cela se traduit par des nappes « blanches » de tissu parfois impénétrable, si bien que les signes évocateurs d'un possible cancer peuvent être masqués. À l'inverse, des structures bénignes mais apparentes peuvent simuler un cancer ; un bilan approfondi s'impose alors. C'est par exemple le cas des microcalcifications : on peut les voir très distinctement à la mammographie. Ces microcalcifications sont fréquentes. Certaines sont indubitablement bénignes, d'autres sont indubitablement malignes et d'autres encore sont « entre les deux ». On ne sait pas ; une **biopsie** (prélèvement) s'impose dans ce cas pour que l'on puisse affirmer avec certitude qu'elles ne présentent aucun risque.

L'image de la mammographie n'est donc pas toujours spécifique et typique. Les signes permettant de qualifier ce que l'on voit – cancer ou pas cancer – ne sont pas toujours flagrants, indubitables.

L'outil choisi pour dépister le cancer du sein, la mammographie, n'est pas bon et il n'est pas infaillible.

- Les images que la mammographie restitue sont sujettes à interprétation.
- Elle « rate » certaines formes de cancer peu visibles.
- En revanche, en raison de sa sensibilité, c'est-à-dire de sa capacité de détection, elle peut attirer l'attention sur des lésions inoffensives, un diagnostic qui n'est d'aucune utilité pour la femme et qui alimente donc le surdiagnostic. (Nous reviendrons sur cette notion au chapitre 10.)

« Mais pour ces femmes à seins denses, on n'a pas un autre outil que la mammo ? »

En présence de seins denses, on a recours à l'**échographie** afin de mieux explorer les zones que le rayonnement X pénètre difficilement. Cette technique, complémentaire, repose sur l'utilisation d'ultrasons : elle n'est pas irradiante, si bien qu'on peut reproduire cet examen autant de fois qu'il est nécessaire, sans danger pour le sein. Mais, comme la mammographie, elle a ses limites.

D'abord, elle est tout aussi subjective : une image suspecte aux yeux d'un radiologue peut être classée comme non suspecte par un autre.

Ensuite, l'image obtenue par échographie n'est pas spécifique : une lésion ronde, aux contours réguliers, évoquant plutôt une formation bénigne de type fibroadénome, peut tout à fait correspondre à un authentique cancer.

Enfin, l'échographie ne voit pas tout : de petits foyers de calcifications, par exemple, passent inaperçus.

“Et l’IRM ? Là par contre, on verra bien tout, il paraît que c’est l’examen le plus perfectionné…”

L’**IRM,** ou imagerie par résonance magnétique, est, quant à elle, très sensible. En d’autres termes, son pouvoir de détection est important. L’IRM trouve de petits cancers, manqués lors de la mammographie. Mais il arrive que l’IRM soit positive alors qu’il n’y a pas de cancer. Par exemple, des zones présentant beaucoup de vaisseaux, notamment chez la femme jeune, non ménopausée, peuvent être interprétées comme suspectes et donner lieu à une biopsie (voir page 43), alors qu’il s’agit simplement de petits îlots vasculaires.

L’IRM sera ainsi utilisée plutôt en complément, lorsqu’on a une forte présomption de cancer après une mammographie et une échographie et qu’on veut rechercher d’autres foyers cancéreux dans le sein (un cancer multicentrique). Ou bien encore, on la prescrira pour trancher, lorsqu’il y a une discordance entre les signes cliniques et une mammographie ou une échographie peu parlante.

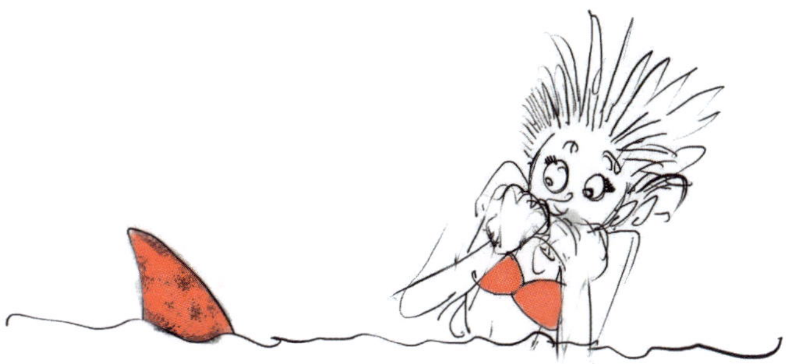

FAUSSE ALERTE !

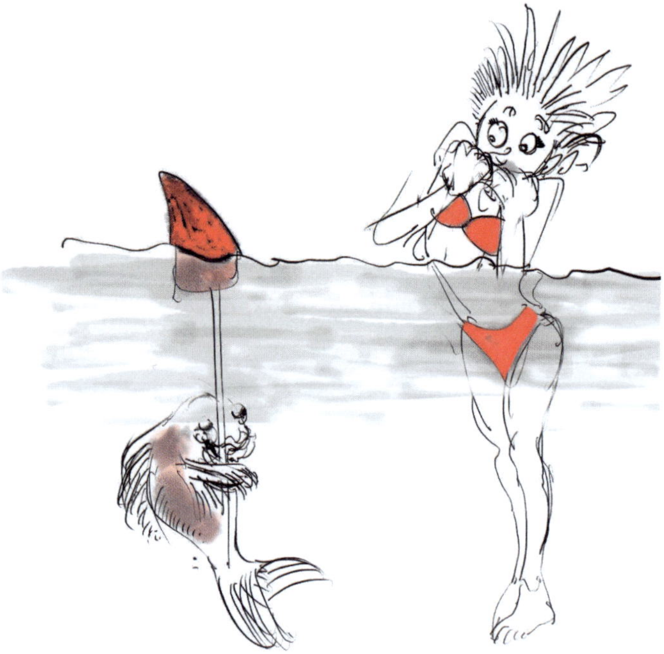

« En passant une mammo, une écho et une IRM, on est sûr de tout voir, non ? »

Étant donné qu'aucun des examens pratiqués dans le cadre du dépistage du cancer du sein n'est infaillible, il y a des « faux positifs » et… des « faux négatifs ».

Le **faux positif**, c'est une suspicion de cancer qui ne se confirme pas. C'est une fausse alerte.

Que s'est-il passé ? Le radiologue aura vu, comme nous l'avons expliqué plus haut, un élément nouveau sur l'image par rapport à des examens antérieurs, ou un élément davantage apparent, ou encore quelque chose d'atypique en échographie, c'est-à-dire qui lui semble douteux, prêtant à confusion et sur lequel il bute. Ceci conduit à demander des explorations supplémentaires.

Dans l'immédiat, on réalise d'autres clichés, plus ciblés ou agrandis, une échographie, et parfois même une biopsie. Il s'agit du prélèvement à l'aiguille d'un fragment de tissu mammaire que l'on examine au microscope dans un centre d'anatomopathologie. Cette biopsie, pratiquée par le radiologue, est un examen invasif, générateur d'angoisse pour la femme en attente de ses résultats.

Il se peut qu'on demande également une exploration par IRM, pour trancher. Selon les délais dans les cabinets de radiologie et la disponibilité des appareils dans les différentes régions, cet examen est effectué plus ou moins rapidement.

On peut enfin reconvoquer la patiente quatre à six mois plus tard pour faire un cliché de contrôle de l'image suspecte et voir si elle a évolué ou non. Mais, dans ce cas aussi, c'est au prix d'une grande anxiété pour celle qui sera ainsi rappelée.

Les faux positifs en chiffres

Afin de mesurer l'ampleur du phénomène des faux positifs, des chercheurs nordiques, membres de la collaboration Cochrane[G,21], ont entrepris en 2001 d'en estimer le nombre[22,23,24]. Pour cela, ils ont rassemblé toutes les études déjà réalisées sur le dépistage, qui avaient inclus 600 000 femmes au total – dépistées et non dépistées.

Les chercheurs se proposaient de comparer les avantages et les inconvénients de chaque situation. Ils ont donc combiné les résultats de l'ensemble des études menées depuis les années 1970. Et afin que leurs constatations soient plus explicites, ils les ont projetées sur deux populations fictives de 2 000 femmes, sous la forme d'un « visuel à points ».

Voici donc (figure 4 ci-dessous) ce que les chercheurs ont observé sur une période de dix ans. Les femmes non dépistées figurent à gauche ; les femmes dépistées, à droite.

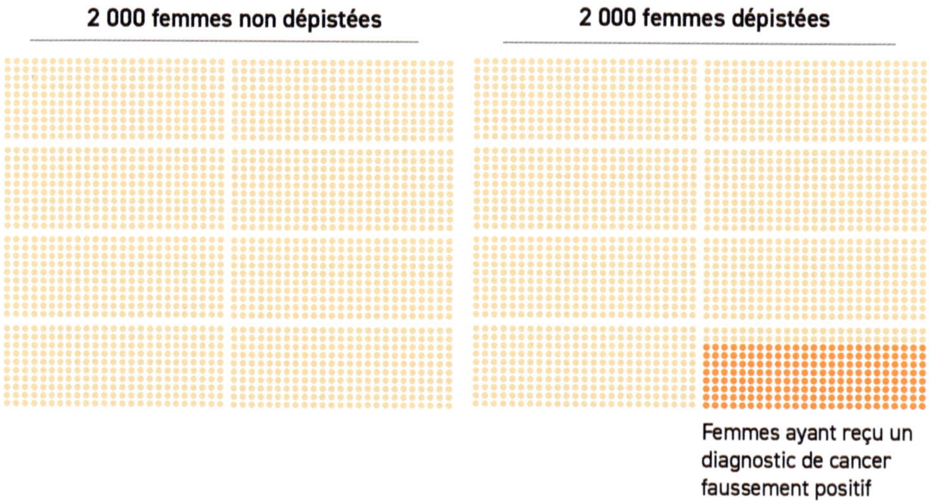

Fig. 4 - Estimation du nombre de faux positifs selon la collaboration Cochrane

> **« Il y a tant de « faux » que ça ? »**

Les points représentent les femmes (250 par bloc rectangulaire) ; les points orange, celles pour lesquelles un faux positif a été émis. Nous constatons donc que, sur 2 000 femmes dépistées durant dix ans, 200 ont été inquiétées pour rien.

Mais les estimations actuelles donnent des chiffres plus importants et alarmants. Voici par exemple une évaluation australienne[25] intéressante. En effet, elle donne un résultat sur 25 ans, période correspondant à la durée globale de dépistage dans la vie d'une femme si elle suit le dépistage de 50 à 74 ans.

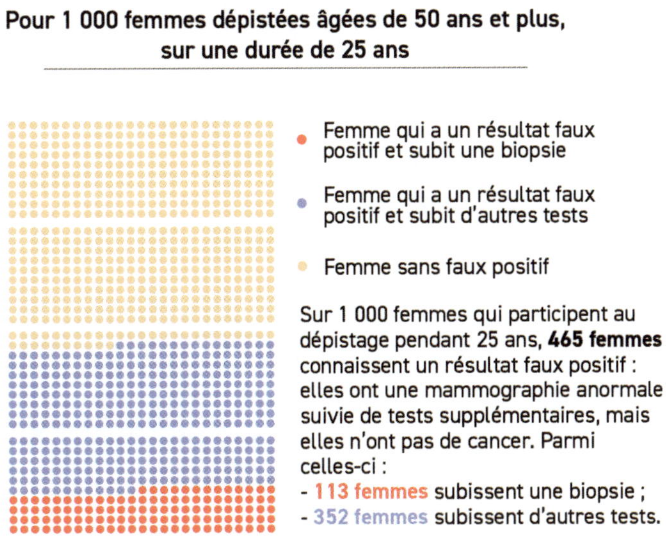

Fig. 5 - Estimation du nombre de faux positifs selon des chercheurs australiens

Vous voyez que sur une durée totale de dépistage, 465 femmes sur 1 000 subiront une fausse alerte et 113 auront une biopsie. D'autres femmes encore (352) devront se soumettre à d'autres examens supplémentaires avant qu'on puisse éliminer une suspicion de cancer.

À l'inverse, on parle de **faux négatif** lorsqu'un cancer est bel et bien là, mais qu'on ne le voit pas. Il se manifestera ultérieurement, quelque temps après la mammographie de dépistage – alors que le résultat de cette mammographie était normal.

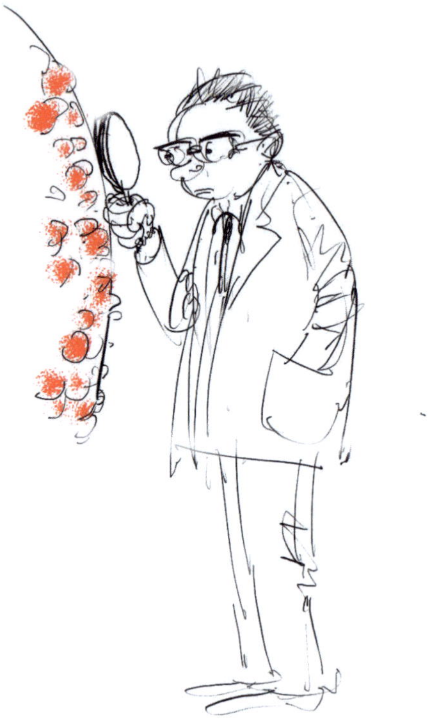

« Il y a deux sortes de faux, alors ? »

Oui, cette situation existe bel et bien et elle n'est jamais expliquée aux femmes – les campagnes d'Octobre Rose en particulier l'ignorent superbement. Pourquoi ? Parce que cette réalité ébranle la croyance en un dépistage infaillible, qui pourtant ne « marche » pas dans certains cas : on n'a pas trouvé la tumeur, alors qu'elle était là.

Qui n'a pas une amie, une voisine, une connaissance, dont le cancer brutal est passé « entre les mailles de la mammo », alors que les examens de dépistage, correctement exécutés, avaient toujours été normaux et rassurants ?

Autant on peut affirmer que, lorsqu'il pleut, la chaussée est mouillée, autant il est absurde de prétendre que, si la chaussée est mouillée, il a forcément plu. En l'absence de cancer, la mammographie est normale ; mais si la mammographie est normale échappe-t-on forcément au cancer ? Cette réalité est extrêmement frustrante pour une femme qui fait son suivi avec rigueur et sérieux, et elle est décourageante pour le praticien.

« Comment se fait-il que la mammo loupe des cancers ? »

Il y a deux cas de figure :

1 – Le cancer a réellement été « loupé » : l'examen mammographique n'est pas infaillible comme on vient de le voir. Les seins denses sont difficiles à explorer. Certains cancers dits « infiltrants » se confondent avec le tissu mammaire. D'autres sont de forme atypique, d'autres encore sont carrément occultes : on ne les voit pas ; la femme ressent un beau jour une boule alors que le cancer n'est toujours pas identifiable en mammographie. Il y a également des cas – plus rares heureusement – où le cancer se manifeste uniquement par des métastases, c'est-à-dire des cellules cancéreuses qui se développent hors du sein, dans des ganglions ou des organes à distance, provenant d'une tumeur maligne primitive dans le sein, mais qui est occulte, invisible, non détectée à la mammographie.

UN FAUX NÉGATIF !

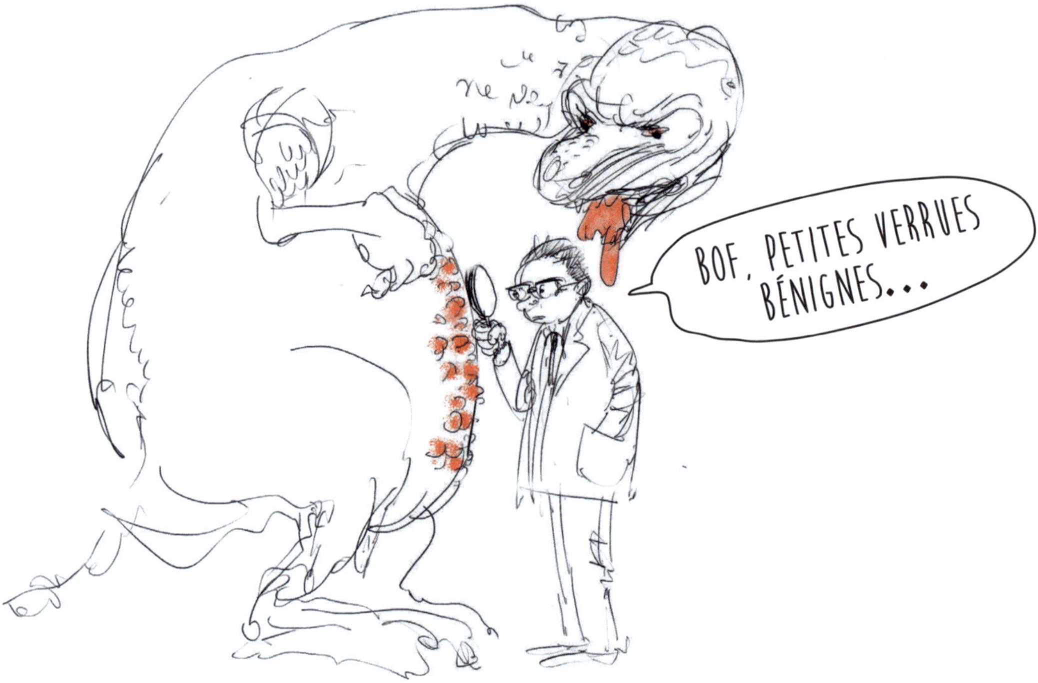

2 – Le deuxième cas de figure est ce qu'on appelle un « cancer de l'intervalle ». Le cancer n'était effectivement pas là lors de l'examen mammographique, ou alors au simple stade de cellules. Mais son agressivité et sa croissance sont telles qu'il se développe très rapidement, en quelques jours, quelques semaines ou quelques mois, donc dans l'intervalle théorique entre deux mammographies de dépistage, d'où son nom.

Les faux négatifs en chiffres

Une étude française menée sur cinq départements de 2002 à 2006[26] estime la proportion de cancers d'intervalle à 20,7 %, un ordre de grandeur que l'on retrouve dans d'autres évaluations (suédoises ou canadiennes, par exemple)[27,28,29,30].

De façon analogue, selon la revue médicale indépendante *Prescrire*[H] : on estime que, pour 1 000 femmes qui participent au dépistage pendant 20 ans à partir de l'âge de 50 ans (11 sessions au total), environ 75 femmes ont un cancer découvert entre deux sessions[31].

Il est intéressant de remarquer que même l'amélioration technologique des appareils de mammographie (système dit « numérique ») n'a pas permis de réduire ces cancers d'intervalle, selon une importante revue d'études[32].

Encore une fois et pour toutes ces raisons, une mammographie jugée normale ne doit pas vous rassurer faussement. Si vous détectez vous-même quelque chose d'inquiétant dans votre sein, consultez !

EN BREF ↘

Aucune technique d'imagerie, en particulier la mammographie, n'est infaillible.

IL PEUT Y AVOIR DES FAUX POSITIFS

c'est-à-dire des suspicions de cancers qui ne se confirment pas, mais il aura fallu, pour infirmer ce diagnostic, effectuer de nombreuses explorations supplémentaires, au prix d'un grand stress pour la femme.

IL PEUT Y AVOIR AUSSI DES FAUX NÉGATIFS

c'est-à-dire des cancers ratés ou des cancers qui se développent entre deux mammographies.

Chapitre 4

« Là où je travaille, on est dix femmes. On se fait toutes dépister parce que l'une de nous l'aura forcément. Une sur huit à ce qu'il paraît ! C'est vrai ? »

Nelly B., 57 ans

Nelly subit la pression de ses collègues de travail. Les informations dont elle dispose sont contradictoires. Elle ne sait plus trop quoi penser. Elle a lu plusieurs articles sur le dépistage dans *Que Choisir Santé*, un magazine qu'elle apprécie et qui relaie la controverse sur le dépistage par mammographie[33]. Elle ne comprend pas qu'on puisse laisser les femmes ainsi dans l'expectative sans qu'elles soient guidées, ou au moins aidées dans leur choix. Au début de notre entretien, elle se montre presque fâchée, et me demande de lui consacrer un peu de temps afin de comprendre les tenants et les aboutissants, à commencer par cette statistique d'une femme sur huit qui sera malade d'un cancer.

Cette statistique est vraie mais d'une certaine manière seulement et pas au sens où vous l'entendez, vous. Cette façon de présenter les choses est simpliste et fallacieuse. Lorsqu'on dit qu'une femme sur huit a un risque de cancer du sein, il ne s'agit pas de son risque à elle mais d'un risque cumulatif dans une population de femmes. Nuance ! Selon Catherine Hill[1], épidémiologiste à l'institut de cancérologie Gustave Roussy, « l'information selon laquelle une femme sur huit sera confrontée au cancer du sein au cours de sa vie est trompeuse.

Ce risque est calculé en exposant une population fictive aux risques observés dans chaque classe d'âge, une année donnée. Si on suit 100 femmes de la naissance à 100 ans et plus, on attend 13 cancers du sein, en fonction des risques observés en 2012, soit en effet une femme sur huit.

En revanche, pour une femme donnée, ce n'est pas le risque cumulé sur la vie entière selon les risques de 2012 qui est pertinent mais celui du risque prévisible en fonction de l'âge. Au minimum, il faut prendre l'âge de la femme en compte, et aussi choisir un horizon raisonnable. Ainsi, pour un suivi de 20 années, le risque de cancer du sein pour une femme de 40 ans est de 4 % ; pour une femme de 60 ans, il est de 6 %. » [34, 35]

Pour une femme de 60 ans, 6 %, cela équivaut à un risque deux fois inférieur à celui avancé, puisque 1 sur 8, cela équivaudrait à 12,5 %. Ce n'est déjà plus pareil !

« Oui, ça relativise mais une femme qui a un cancer du sein a toutes les chances d'en mourir quand même, non ? »

En fait, même si c'est toujours trop, on meurt « peu » du cancer du sein. En France, en 2016, les cancers, tous organes confondus, sont à l'origine de 24 % des décès féminins contre 27 % pour les maladies cardio-vasculaires. Et parmi les décès dus au cancer, 1 sur 6 est attribuable au cancer du sein [36, 37, 38, 39].

Autrement formulé, pour 100 femmes décédées, près de 30 le sont de maladies cardio-vasculaires, 24 le sont de cancers, et parmi ces dernières, 4 le sont d'un cancer du sein.

Ainsi, en France les maladies cardio-vasculaires tuent 6 à 7 fois plus les femmes que le cancer du sein. Si on élargit à l'Europe, c'est près de 10 fois plus.

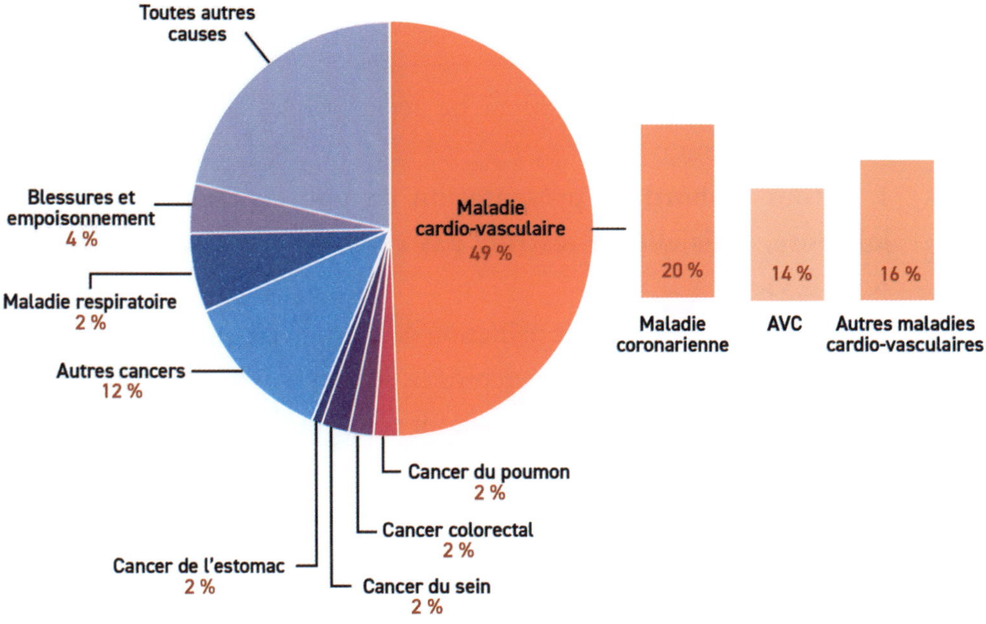

Fig. 6 - Les causes de décès des femmes en Europe [40]

> **« Une baisse de la mortalité de 20 % grâce au dépistage, c'est déjà un beau résultat, non ? »**

Ce sont les partisans du dépistage qui affirment à l'envi que le dépistage permet une réduction de 20 % de la mortalité. Ils fondent cette affirmation sur des essais cliniques menés sur des populations de femmes entre les années 1970 et 1980 dans divers pays. Tous ces essais ne sont pas de même valeur ou de même qualité du point de vue de leurs analyses statistiques ou des méthodes d'analyses utilisées. Les études initiales avançaient même au tout début un formidable chiffre de 30 % de réduction de mortalité grâce au dépistage !

Pourquoi l'affirmation de 20 % de réduction est-elle inexacte ? Pour deux raisons :

1 – Tout d'abord, la présentation en pourcentages est enjoliveuse, mais elle ne restitue pas ce qu'on observe dans la « vraie vie ».

Lorsqu'on lit « 20 % de réduction de mortalité », tout le monde comprend que sur 100 femmes dépistées, 20 de moins mourront d'un cancer du sein. Or, ce n'est pas cela ! Il convient d'examiner ce que cela représente sur une vraie population.

C'est ce que la collaboration Cochrane, le groupe de scientifiques nordiques indépendants précédemment évoqué, a réalisé. Ces chercheurs ont regroupé les résultats de ces différents essais cliniques menés dans les années 1970 à 1980 dans ce qu'on appelle une « méta-analyse ». Une méta-analyse consiste à combiner les résultats de plusieurs études selon un protocole reproductible. Ce procédé scientifique donne un résultat plus précis du fait de sa méthodologie, mais aussi du fait du grand nombre cumulé d'individus étudiés (en l'occurrence ici 600 000 femmes au total), et il permet de tirer une conclusion globale reflétant au mieux la réalité.

Dans le cas de la méta-analyse Cochrane sur les essais randomisés [J] de dépistage des cancers du sein, après avoir éliminé plusieurs études jugées biaisées, la conclusion fut que la diminution de mortalité par cancer du sein observée n'était pas statistiquement significative.

Malheureusement, les réactions et les pressions exercées sur les chercheurs furent si violentes qu'ils ne furent autorisés à publier leur méta-analyse qu'à condition d'accepter que soient aussi mentionnés les résultats d'une seconde méta-analyse contenant des essais moins rigoureux et comportant des biais. Ce sont ces résultats (invalides au regard de la méthode Cochrane rigoureuse) qui suggèrent une diminution de mortalité finalement concédée de 15 %, pourcentage contestable[41]. Ce pourcentage est actuellement retenu sur les sites officiels[42]. (Pour comprendre l'âpreté du débat scientifique qui a eu lieu, je vous invite à lire le petit survol historique en fin d'ouvrage, page 168 [K]).

Cependant, même en admettant que le dépistage réduise de 20 % la mortalité, qu'est-ce que cela représente dans la « vraie vie » ? Lorsqu'on rapporte les résultats de la méta-analyse Cochrane sur une population de 2 000 femmes non dépistées d'un côté, par rapport à 2 000 femmes dépistées de l'autre, et sur un laps de temps de 10 ans, voici ce que cela donne sous la forme d'un visuel à points (voir figure 7, page suivante).

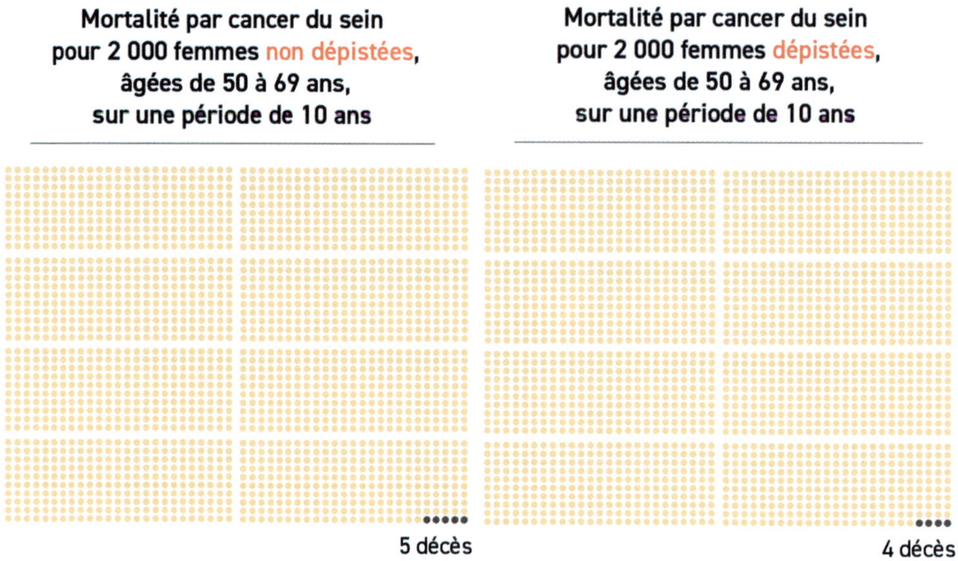

Fig. 7 - Estimation de la mortalité par cancer du sein selon la collaboration Cochrane, sans et avec dépistage

Faisons une petite opération. Si sur 2 000 femmes non dépistées, vous constatez 5 décès en 10 ans, et que sur 2 000 femmes dépistées, vous constatez dans la même période 4 décès, la réduction relative du risque de décéder du cancer de sein est de 1 sur 5, soit 20 %. Mais en chiffres absolus, cela ne fait qu'**une seule femme décédée en moins**.

On comprend bien, grâce à cette représentation qu'il faut suivre un très grand nombre de femmes (2 000) sur un très long laps de temps (10 ans) pour constater un seul décès de moins dans le groupe dépisté, soit un tout petit bénéfice, et encore incertain…

Surtout on s'aperçoit facilement que l'augmentation des nouveaux cas de cancer du sein ne s'est pas accompagnée d'une baisse significative de la mortalité comme le montre la figure 8 ci-contre [43].

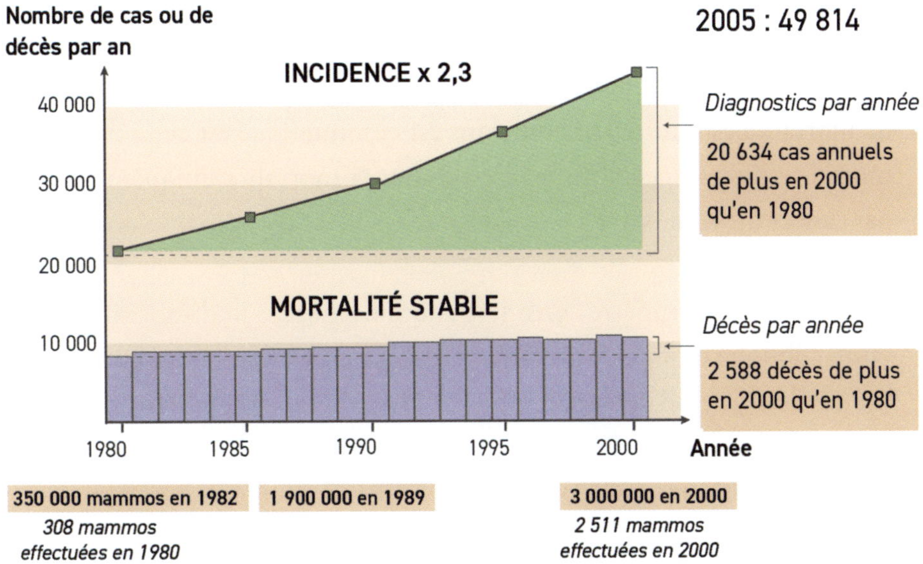

Fig. 8 - Incidence du cancer du sein et mortalité par cancer du sein en France entre 1980 et 2000 [44]

Comme le constatait déjà en 2003 le biostatisticien Laurent Remontet (hospices civils de Lyon) dans sa publication [45] : « Une divergence frappante entre les tendances de l'incidence et de la mortalité est observée pour un grand nombre de cancers. Le cancer de la prostate partage avec le cancer du sein le même schéma d'une incidence croissante sévère et d'une mortalité stable. Cela indique des changements importants dans la pratique médicale et nécessite une analyse plus approfondie. »

D'autres évaluations, comme la synthèse d'études effectuée par la revue indépendante française *Prescrire* en 2006 [46], corroborent ces résultats décevants. Et surtout, il faudra mettre en balance ce bien maigre résultat avec les effets secondaires du dépistage, ce que nous développerons dans les chapitres suivants.

2 – Les partisans du dépistage oublient de parler de la mortalité totale.

Le deuxième argument pour contester l'ampleur de la baisse de mortalité est que le taux qui vous est communiqué est celui de la mortalité dite « spécifique », c'est-à-dire la mortalité uniquement par cancer du sein.

Rappelons que, pour être considéré comme efficace, un dispositif de santé publique doit avoir un impact réel et perceptible sur la mortalité totale (ou globale) des femmes, c'est-à-dire la mortalité toutes causes confondues. En effet, la baisse du nombre de décès par cancer du sein ne doit pas être contrebalancée par une augmentation des décès liés à la toxicité des traitements de cette maladie, par exemple.

L'avantage d'utiliser le critère « mortalité totale » est que celui-ci prend en compte les décès par la maladie elle-même, les décès consécutifs aux traitements administrés contre la maladie, ainsi que les décès de malades dus à d'autres causes que la maladie pour laquelle ils sont soignés. Une patiente atteinte de cancer du sein peut décéder du cancer du sein, d'une complication thrombo-embolique après chimiothérapie, d'une grippe… toutes les causes de décès sont ainsi comprises dans la « mortalité totale », qui reflète de façon plus fiable l'impact – positif, neutre ou négatif – des mesures de santé publique comme les dépistages.

Malheureusement, aucune étude ne démontre que la mortalité totale des femmes est abaissée de manière statistiquement significative par le dépistage du cancer du sein.

Pour les promoteurs du dépistage, c'est la faute à une puissance statistique insuffisante des études. Mais pour certains chercheurs, le dépistage provoque une relative surmortalité multifactorielle, annihilant ainsi tout bénéfice :

- effet de la toxicité des traitements administrés ;
- complications thrombo-emboliques des chimiothérapies et des hormonothérapies ;
- irradiations liées aux mammographies débutées trop précocement dans la vie des femmes ;
- complications chirurgicales ;
- complications des explorations répétées ;
- suicides ;
- insuffisances cardiaques et cancers des bronches secondaires aux radiothérapies des femmes surdiagnostiquées (ce terme sera expliqué et détaillé ultérieurement) ;
- cancers hématologiques consécutifs aux traitements, etc.

Chacune de ces contributions à l'augmentation de la mortalité totale est sans doute faible, mais quid de leur addition [47, 48, 49, 50, 51] ? C'est ce que suggère la courageuse prise de position du Pr Peter Gøtzsche [L] dans une revue scientifique sous le titre « Le dépistage mammographique est nocif et devrait être abandonné » [52]. Le chercheur affirme que, si l'on prend en compte les décès d'origine cardiaque et par cancer pulmonaire causés par la radiothérapie, il ne semble y avoir aucun bénéfice de mortalité, même en admettant une réduction de 20 % de la mortalité par cancer du sein attribuée au dépistage.

Étant donné que le dépistage ne réduit pas le taux de cancers avancés, dit l'auteur, il lui semble probable que le dépistage *augmente* la mortalité totale toutes causes confondues. Peter Gøtzsche note, en tout cas, qu'aucune des études sur le dépistage n'a jamais trouvé trace d'un effet sur la mortalité totale par cancer, y compris, selon lui, sur la mortalité par cancer du sein [53].

EN BREF ↘

DIRE QU'UNE FEMME SUR HUIT AURA UN CANCER DU SEIN EST TROMPEUR.

Affirmer que le dépistage organisé du cancer du sein permet de réduire la mortalité par ce cancer de 20 % est contestable. Il convient de présenter aux femmes les données de mortalité en chiffres bruts, et non pas en pourcentages flatteurs non réalistes.

Les données de mortalité par cancer du sein (mortalité spécifique) ne tiennent pas compte des effets indésirables parfois mortels du dépistage.

Une diminution de la mortalité totale, toutes causes confondues, dans la population en lien avec le dépistage n'a jamais été démontrée.

Chapitre 5

« On dit qu'on meurt bien moins du cancer aujourd'hui que dans les années 1960 ou 1970. C'est vrai ? »

Une autre question de Nelly B., 57 ans

Oui, on meurt moins du cancer de nos jours qu'il y a 50 ou 60 ans. C'est la réalité, et c'est un argument brandi par les promoteurs du dépistage : selon eux, cette tendance favorable montrerait que les investissements réalisés dans la recherche, le dépistage et les traitements ont porté leurs fruits. Ce qu'ils omettent souvent de mentionner, c'est que cette baisse récente de la mortalité par cancer a été précédée d'au moins 60 ans d'augmentation [54, 55].

Année	Nombre de décès par année Source : données 1950-2006 INSERM/INVS/ IGR[56]	Nombre de décès par année Source : données 1990-2018 INCa/Santé publique France/Réseau Francim/HCL[57]
1950	4348	
1955	5091	
1960	5912	
1965	6724	
1970	7115	
1975	8151	
1980	8362	
1985	9313	
1990	10 173	10 172
1995	10 789	10 774
2000	10 950	10 999
2005	11 308	11 290
2010		11 637
2015		12 025
2018		12 146

Tab. 1 - Nombre de décès par cancer du sein en France de 1950 à 2018

On voit dans le tableau ci-dessus que le nombre de décès par cancer du sein augmente continuellement, passant de 4 358 en 1950 à 12 146 en 2018. Mais dans le même temps, la population française a augmenté et elle a vieilli aussi. Comment savoir si ces variations ne seraient pas dues tout simplement au vieillissement de la population, plus encline avec l'âge à développer des pathologies cancéreuses ?

Pour pouvoir comparer la mortalité entre différentes populations européennes ou mondiales, les statisticiens réalisent des calculs complexes afin d'obtenir ce qu'ils appellent la mortalité « standardisée selon l'âge ». Cela revient à gommer les variations dues aux différences dans les classes d'âges des populations comparées. Ils peuvent ajuster la mortalité selon le standard Europe, ou, ce qu'ils font le plus souvent, selon le standard Monde.

Selon le standard choisi « Europe » ou « Monde », les chiffres de mortalité varient un peu forcément puisque la population de référence n'est pas la même (la population européenne est globalement plus âgée que la population monde). Mais quel que soit le standard utilisé, les données de mortalité ainsi recalculées sont très utiles, car elles sont plus faciles à interpréter et on peut les comparer à celles d'autres pays.

Dans la figure 9 ci-dessous, on peut voir ce que donnent tous ces calculs pour la France [58].

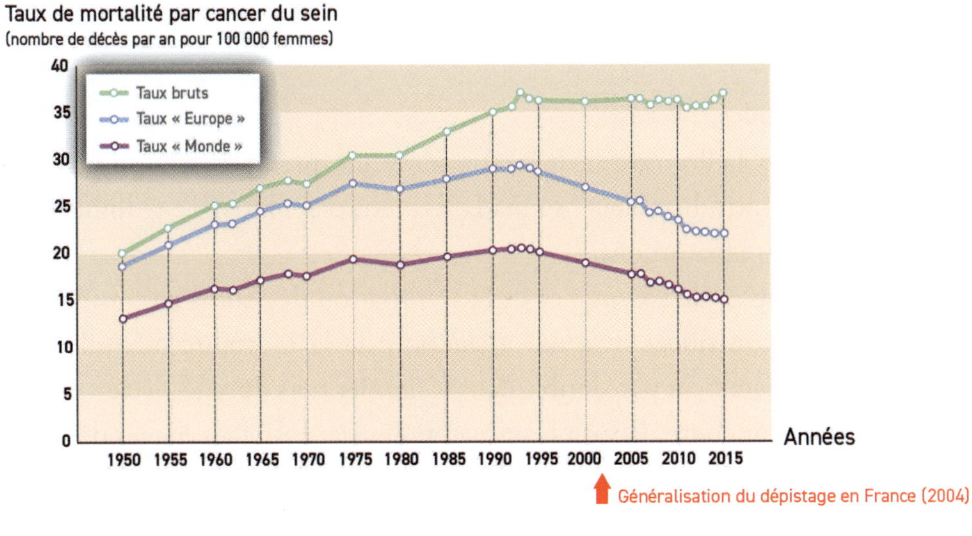

Fig. 9 - Évolution des différents taux de mortalité par cancer du sein en France durant les soixante dernières années [59]

Que peut-on dire de ces trois courbes ?

On observe que la mortalité par cancer du sein (taux standardisés Europe et Monde) augmente continuellement de 1950 à 1993 environ, date à laquelle elle commence à décliner. **Le dépistage ayant été généralisé à tout le pays en 2004, on voit que la mortalité commence à baisser avant que les campagnes de dépistage ne montent en puissance.**

Un phénomène comparable s'observe au Royaume-Uni, où l'on assiste, entre 1985 et 1993, à une baisse de 11 % de la mortalité par cancer du sein, alors que le dépistage n'a été opérationnel qu'en 1988 [60].

De plus, si le dépistage était réellement efficace, on peut s'étonner de ne pas observer une baisse plus marquée de la mortalité au moment où les campagnes démarrent.

En effet, en médecine, les dispositifs de santé « qui marchent » entraînent un effet immédiat et parfaitement évident.

Pour exemples :

- En 1943, la découverte de la streptomycine, premier antibiotique à effet antituberculeux, sonna la fermeture définitive et rédhibitoire des sanatoriums.
- Les progrès de l'asepsie et de la stérilisation des outils en obstétrique contribuèrent à une réduction de la mortalité infantile immédiatement perceptible dans le dernier tiers du XIXe siècle.
- Le vaccin contre la variole, mis au point par l'Anglais Jenner dès 1796, se diffuse et les enfants sont les premiers à en bénéficier de façon tangible.

Rappelons que le dépistage d'un cancer (du sein ou d'un autre organe) est censé remplir deux conditions essentielles :

- une diminution drastique et perceptible de la mortalité,
- une réduction de l'incidence des cancers avancés.

Une troisième condition existe, c'est la diminution des traitements lourds, un item que nous étudierons plus loin.

Pour le cancer du sein, on n'observe pas une décroissance de mortalité drastique après introduction du dépistage.

Si on ne peut pas attribuer la baisse de mortalité au dépistage, comment cette baisse s'explique-t-elle ?

On suppose que ce sont les avancées thérapeutiques des années 1990 qui ont contribué à réduire la mortalité (hormonothérapie, traitements ciblés adaptés au profil moléculaire de la tumeur)[61, 62, 63, 64], mais peut-être que les campagnes de prévention sur l'activité physique, la prévention de l'obésité, du tabagisme, de l'alcoolisme, etc. ont également porté leurs fruits.

Ce rôle des avancées thérapeutiques est mis en avant dans l'article précédemment cité de Peter Gøtzsche[65]. Ce dernier s'appuie pour cela sur l'étude de trois paires de pays voisins réalisée par l'équipe de l'épidémiologiste belge Philippe Autier[66]. Voici ce que le Pr Gøtzsche écrit : « Une étude qui a comparé trois paires de pays voisins très similaires qui avaient introduit le dépistage à 10-15 ans d'intervalle n'a trouvé aucune relation entre l'instauration du dépistage et la réduction de la mortalité par cancer du sein. La baisse de la mortalité par cancer du sein a commencé vers 1990 dans tous les pays, date à laquelle des traitements efficaces ont été introduits, et le taux de baisse était à peu près le même dans tous les pays ainsi qu'aux États-Unis, où le dépistage a commencé au milieu des années 1980 ».

Une étude d'impact internationale[M], réalisée en 2016, ne parvient pas également à montrer de lien entre mammographie de dépistage et degré de réduction de la mortalité par cancer du sein, observée dans plusieurs pays d'Europe et en Amérique du Nord. L'étude n'établit pas non plus de corrélation entre la chronologie du dépistage national dans différents pays et la réduction de mortalité par cancer du sein[67].

L'hypothèse selon laquelle le dépistage par mammographie serait la raison principale de la réduction de mortalité par cancer du sein observée ne peut être soutenue. Elle vient d'être encore infirmée dans une étude australienne publiée au début de l'année 2020[68], dont les résultats plaident davantage en faveur du rôle des traitements adjuvants de la chirurgie (comme l'hormonothérapie, la chimiothérapie, la radiothérapie, etc.).

Pour finir, l'observatoire Globoscan de l'OMS, observatoire mondial des données statistiques sur le cancer, enfonce le clou[69], concernant le cancer du sein : « Les pays des régions historiquement à haut risque ont le plus bénéficié des progrès réalisés grâce à plusieurs percées dans le domaine des traitements efficaces, les taux de mortalité ayant diminué depuis la fin des années 1980 et le début des années 1990. »

Qu'a-t-on observé dans le détail en France après 2004 ?

Comme nous l'avons vu plus haut, alors qu'on aurait pu s'attendre à une accélération du déclin de la mortalité après 2004 – cette date correspondant à l'extension du dispositif de dépistage à toute la population –, il n'en a rien été.

Selon le rapport épidémiologique national qui estime l'incidence et la mortalité par cancer du sein dans la population française[70], la baisse de la mortalité (en taux standardisés) entre 1990 et 2018 serait de 1,3 % par an, et ce chiffre serait constant sur toute la période malgré l'intensification du dépistage survenue entre ces deux dates, en 2004. Ce chiffre de 1,3 % est bien mince au regard des multiples promesses et efforts consentis à un dispositif de santé publique qui mobilise autant de moyens financiers et humains chaque année.

EN BREF ↘

On meurt moins du cancer du sein qu'il y a 50 ans, mais on ne peut pas attribuer cette diminution au dépistage du cancer du sein.

LA CHUTE FORMIDABLE ET CONSIDÉRABLE DE LA MORTALITÉ PROMISE PAR LE DÉPISTAGE N'A PAS EU LIEU,

même si on continue à la faire miroiter aux femmes.

Chapitre 6

« Ma copine Adèle, on lui a bien trouvé un tout petit cancer. On le lui a ôté. Puis on lui a dit qu'elle était guérie. Selon elle, la mammo lui a sauvé la vie. En même temps, grâce au dépistage et aux nouveaux traitements, la médecine a fait des progrès. Maintenant le cancer du sein est bien soigné n'est-ce pas ? J'ai lu que le taux de guérison était de 90 %. C'est vrai ? »

Un participante

Dans un café du centre-ville de Lunéville réservé pour l'occasion, une trentaine de femmes d'âge moyen se retrouvent après une conférence-débat organisée par une sage-femme. Trois participantes viennent me demander des renseignements complémentaires. On a du temps. Nous prenons un café. Le contexte, hors salle de consultation, se prête aux échanges détendus.

Quand cette participante parle de « taux de guérison », les médecins et surtout les statisticiens parlent plus exactement de taux de survie et en particulier de « taux de survie à 5 ans ». Une femme qui a eu un diagnostic de cancer du sein est tenue pour guérie si, 5 ans après, elle est en vie sans plus aucun signe de la maladie. Après 5 années, on considère qu'elle a la même espérance de vie que les femmes du même âge qui n'ont pas eu de cancer.

Pour une femme atteinte d'un cancer, cette définition de la guérison doit cependant être interprétée avec précaution, d'une part parce que les récidives lointaines existent malheureusement, et d'autre part parce que la survie n'est pas synonyme de longévité, ou d'allongement de la durée de vie de l'individu. Cela peut sembler contre-intuitif, mais c'est en fait logique.

La « survie à 5 ans », c'est la survie en connaissance de son cancer !

Selon l'Institut national du cancer du sein, le taux de survie (survie nette à 5 ans standardisée sur l'âge) s'est amélioré en France en 20 ans. Il est passé de 80 % pour les femmes diagnostiquées entre 1989 et 1993 à 87 % pour celles diagnostiquées entre 2010 et 2015.

Un taux de survie à 5 ans de 87 %, cela signifie que sur 100 femmes à qui on a diagnostiqué un cancer du sein, 87 sont en vie 5 ans après leur diagnostic. C'est un chiffre élevé qui laisse penser que le cancer du sein est une maladie bien prise en charge aujourd'hui. Et qu'on le doit au dépistage qui permet de diagnostiquer et de traiter le cancer précocement.

« Et vous contestez cela ? »

Je ne conteste pas cela, mais je désapprouve le fait de présenter la survie comme un bon indicateur d'efficacité du dépistage. Il faut tout d'abord comprendre que **survie n'est pas synonyme de longévité**. Et comprendre ce que ce paramètre signifie exactement. Prenons pour exemple une femme qui décède à 65 ans (du cancer ou de tout autre chose) et à qui on a diagnostiqué un cancer du sein quelques années auparavant. La figure 10 ci-dessous permet d'examiner cette situation avec dépistage (1) et sans dépistage (2) :

1 – Le cancer est diagnostiqué à l'occasion d'un dépistage réalisé alors qu'elle a 57 ans : elle sera comptabilisée parmi les femmes ayant survécu à un cancer 5 ans après son diagnostic – puisqu'elle est encore en vie 6 ans plus tard.

2 – Elle ne se fait pas dépister, et son cancer s'exprime spontanément par un signe clinique, une boule par exemple, alors qu'elle a 61 ans : elle ne sera pas incluse dans les statistiques de « survie à 5 ans » puisqu'elle décède 4 ans plus tard.

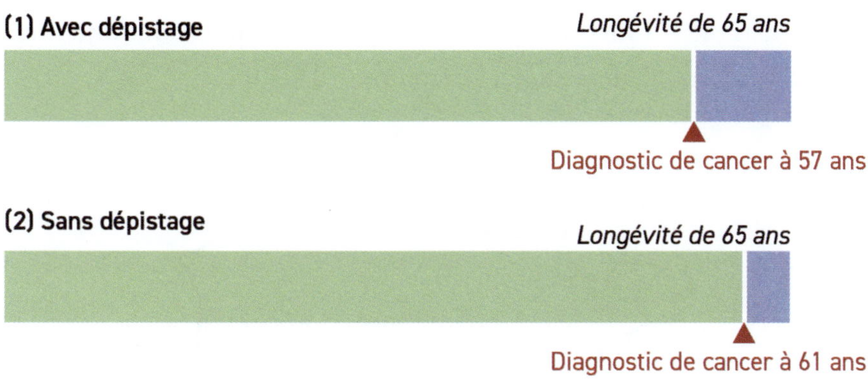

Fig. 10 - Le dépistage donne l'illusion d'une amélioration de la survie à 5 ans [71]

On voit bien sur cette figure que la longévité ***n'a pas augmenté*** avec le dépistage. Ce qui a été allongé, ce n'est pas la vie de cette femme, mais sa vie avec son cancer (partie bleue), ou plus précisément ***en connaissance*** de son cancer. Avec le dépistage, cette femme a une phase de maladie plus longue, mais son espérance de vie est identique.

L'amélioration des statistiques de survie à 5 ans est une « illusion d'optique ». En anticipant par le dépistage la survenue d'un cancer, on donne l'impression que la vie de la patiente s'en trouve allongée. En réalité, la longévité des femmes n'est pas accrue par le dépistage, dont elle est indépendante. Cette illusion porte un nom : il s'agit du **« biais de devancement »**, qui reflète un glissement de la « fenêtre d'observation » dans l'histoire de la maladie.

Pour illustrer le phénomène, raisonnons par analogie : un train qui roule vers Paris déraille à Orléans à 15 heures emportant la vie de nombreux passagers. Si vous montez dans ce train à Bordeaux, alors vous vivrez encore trois heures et demie. Si vous montez dans ce même train à Tours, vous vivrez encore 30 minutes. Quoi qu'il en soit, votre train, lui, déraillera toujours à 15 heures.

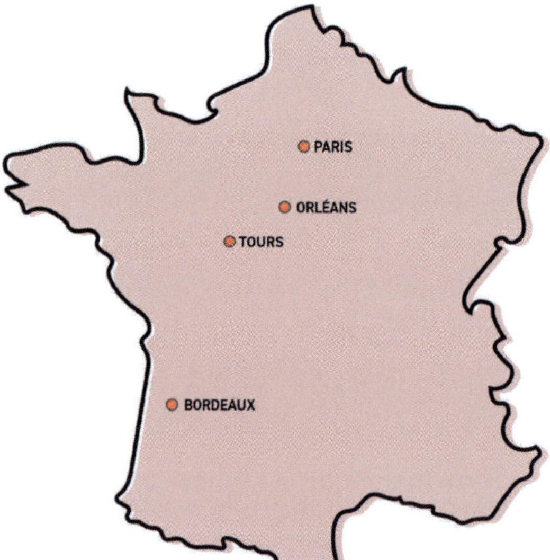

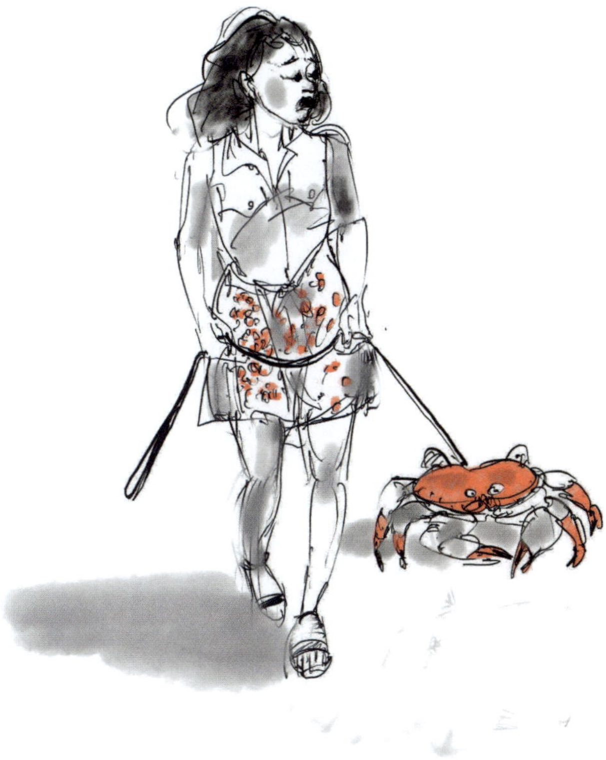

Le dépistage allonge, pour la femme, sa durée de vie en connaissance de son cancer, et avec le fardeau qui l'accompagne, à savoir anxiété et traitements lourds.

Après le dépistage, qui anticipe la date de « naissance » du cancer, le deuxième facteur qui prolonge la durée de vie de la patiente avec son cancer, c'est l'amélioration de l'efficacité des traitements. Enfin, un troisième facteur intervient, c'est le surdiagnostic dont nous avons commencé à parler à la page 102. Un dépistage intense décèle, par surdétection, quantité de lésions précancéreuses et cancéreuses qui, même si elles n'avaient pas été détectées, n'auraient de toute façon pas tué leurs hôtes. Il est donc normal que ces femmes soient encore vivantes 5 ans après leur découverte. Toutes ces femmes seront comptabilisées dans les statistiques de la « survie à 5 ans », donnant ainsi l'illusion d'un succès du dépistage.

Donc pour répondre à votre question initiale sur le taux de guérison élevé, oui la survie à 5 ans pour le cancer du sein s'est améliorée au cours du temps mais elle s'est améliorée pour toutes les femmes, les dépistées et les non dépistées. Le dépistage optimise la survie à 5 ans par anticipation de la détection mais il n'influe pas sur la longévité.

La survie est un marqueur de l'efficacité des traitements, PAS de l'efficacité d'un dépistage.

La « survie à 5 ans » est un indicateur fallacieux, qui trompe la perception des femmes sur l'efficacité du dépistage. Les seuls marqueurs fiables de l'efficacité d'un dépistage sont la diminution du taux de mortalité et la diminution des cancers avancés.

« Mais alors, pour ma copine, comment savoir si elle est oui ou non une survivante du cancer grâce au dépistage ? »

Reprenons la figure 7, celle sur laquelle nous nous sommes penchés à propos de la mortalité (voir page 56). Nous avons vu qu'il faut suivre longtemps (10 ans) de nombreuses femmes (2 000) pour observer un seul décès en moins dans le groupe dépisté.

Peut-être est-ce bien votre amie Adèle, la petite bille noire en moins dans le cadre de droite, celui des femmes dépistées.

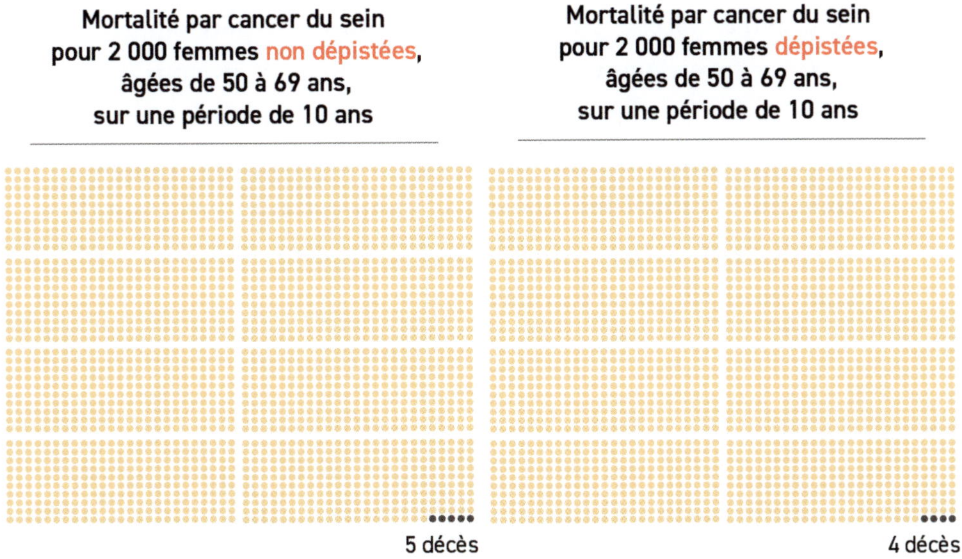

Fig. 7 - Estimation de la mortalité par cancer du sein selon la collaboration Cochrane, sans et avec dépistage

Mais bien d'autres cas de figure sont possibles...

- Le dépistage ne l'a peut-être pas sauvée. Le diagnostic de son cancer était inutile en réalité, car ce dernier ne l'aurait jamais mise en danger de toute façon. S'il en est ainsi, le dépistage lui a fait subir des traitements lourds, dangereux, sans qu'elle en tire le moindre bénéfice. (Nous décrirons amplement ce cas de figure au chapitre 11).
- Pire situation imaginable : elle ne décède pas du cancer mais les traitements qu'elle a subis raccourcissent peut-être son existence en raison de complications dues à ces thérapeutiques.

- Il se peut aussi que, malgré la détection lors du dépistage d'un « petit » cancer, des métastases à distance se révèlent ultérieurement, plusieurs années après car, même petit, un cancer peut être agressif d'emblée. C'est ce que nous verrons aussi plus loin.
- Il se peut encore que, sans participer au dépistage, votre amie ait fini par ressentir un jour un symptôme. Cela l'aurait amenée à consulter. Son médecin lui aurait alors prescrit des examens qui auraient confirmé ses soupçons sans que ce délai entre la perception du symptôme et la prise en charge l'ait mise en danger. Dans ce cas de figure aussi, elle aurait été sauvée.

« J'ai l'impression que le dépistage, c'est un peu la loterie, non ? »

Si vous soumettre au dépistage ne vous garantit pas un moindre risque de mourir d'un cancer du sein, il vous expose à diverses situations qui ne sont pas toujours en votre faveur.

Un joueur de loterie qui participe à chaque tirage vous affirmera : « J'ai un ami qui a gagné un million d'euros au Loto, comment pouvez-vous contester l'intérêt d'y jouer ?! »

Vous savez que le raisonnement de ce joueur assidu n'est pas bon, car il ne considère que les gagnants. Au tirage de la loterie, il y a bien sûr un grand gagnant, qui a eu raison de jouer. Mais il y a aussi des perdants, qui ont eu tort de jouer et ont gaspillé leur argent. Seulement ça, on ne le sait qu'après.

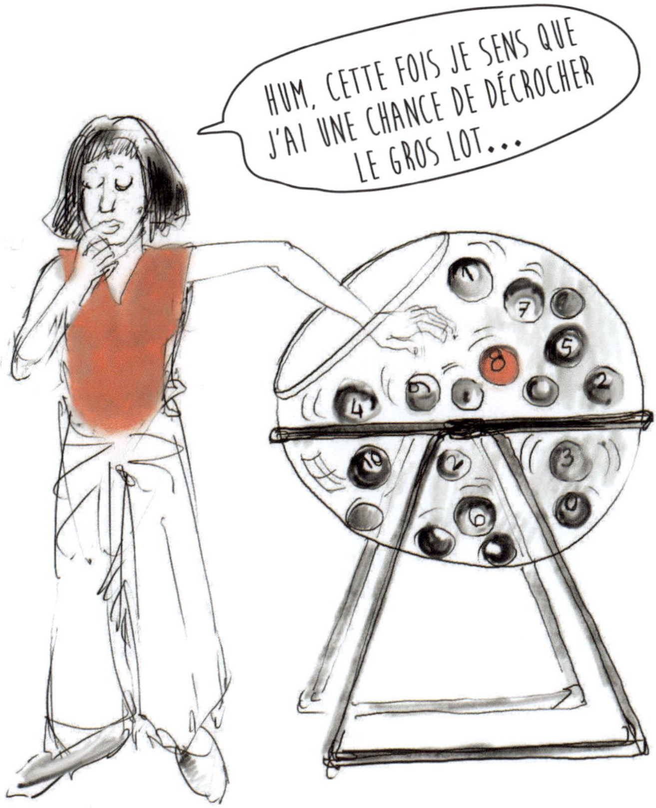
HUM, CETTE FOIS JE SENS QUE J'AI UNE CHANCE DE DÉCROCHER LE GROS LOT...

On ne saura donc jamais le fin mot de l'histoire pour Adèle. Mais si elle a vraiment été « sauvée » grâce au dépistage, il faut garder en tête que dans le même temps, d'autres femmes seront aussi dépistées et en subiront les désagréments. Les fausses alertes font partie des dégâts collatéraux du dépistage, il y en a d'autres plus inquiétants, comme le surdiagnostic (diagnostic inutile) dont nous reparlerons ultérieurement.

Le paradoxe du dépistage

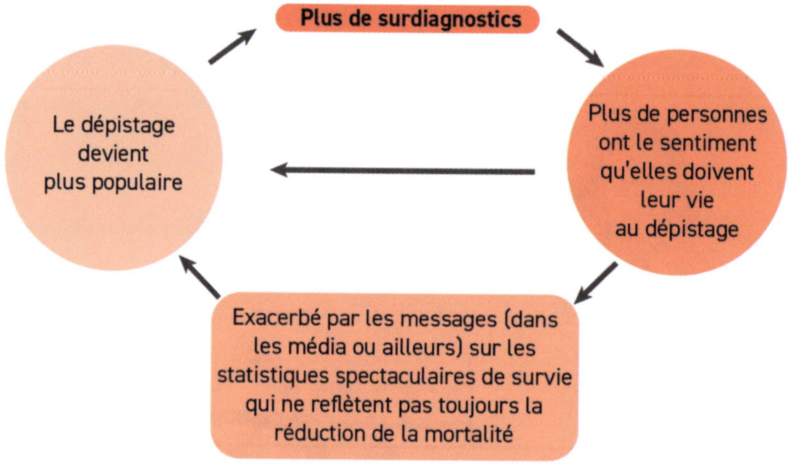

Fig. 11 - Le paradoxe du dépistage a été très bien décrit dans une publication universitaire [72]

Le schéma issu de l'article sus-cité montre comment le dépistage se légitime par la découverte de toujours plus de cas de cancers, qui n'évolueraient pas vers un cancer-maladie mais donnent une illusion de succès. Cette publication illustre comment le surdiagnostic s'autoentretient par toujours plus de détections, entraînant des messages laudatifs dans les médias, popularisant très efficacement ce dépistage porté aux nues par les femmes elles-mêmes, considérées et se considérant comme « rescapées ».

Ainsi, les femmes peuvent être doublement victimes d'un dépistage débridé et du surdiagnostic, dans leur chair, après avoir subi inutilement des traitements lourds, convaincues abusivement qu'elles ont bénéficié de la procédure. Et elles deviennent ensuite souvent les fers de lance des campagnes commerciales d'Octobre Rose, à leur insu, montrées comme exemples pour la promotion du dispositif, le tout sans aucun encadrement informatif équilibré.

EN BREF ↘

On ne sait pas si Adèle a été sauvée par la mammo ou pas. C'est une possibilité parmi d'autres.

L'AMÉLIORATION DES STATISTIQUES DE GUÉRISON (TAUX DE SURVIE) DU FAIT DU DÉPISTAGE EST UNE « ILLUSION D'OPTIQUE ».

L'augmentation du taux de survie à 5 ans n'est pas un critère d'efficacité du dépistage.

Un dépistage est efficace s'il engendre une baisse significative de la mortalité et une diminution du nombre des cancers graves.

Chapitre 7

« Le radiologue m'a trouvé un tout petit cancer. Le chirurgien m'a enlevé un nodule de 5 mm et m'a dit “ heureusement qu'on est intervenu, sinon dans 2 ans, ça aurait fait 2 ou 3 cm ”. Plus on détecte tôt et mieux c'est, non ? »

Nicole A., 55 ans

Nicole était suivie régulièrement par son gynécologue. Lorsque ce dernier est parti à la retraite, son successeur a mal interprété les notes de son confrère et a cru qu'elle avait été opérée très jeune, à 30 ans, d'une tumeur cancéreuse (adénocarcinome) alors qu'il s'agissait en réalité d'une tumeur bénigne (fibroadénome). Considérant Nicole comme étant à risque, il lui explique qu'elle doit faire l'objet d'un suivi mammographique plus rigoureux et plus fréquent, c'est-à-dire chaque année. Nicole est étonnée mais finalement d'accord avec ces préconisations. Elle vient passer ses mammographies régulièrement et un beau jour, on finit par lui détecter un tout petit nodule qui est biopsié immédiatement, montrant un cancer de bas grade.

La question que me pose Nicole sous-entend que diagnostiquer un cancer lorsque la tumeur est encore petite et localisée augmente les chances de guérison. Mais comment nait le cancer et comment se développe-t-il ? Les médecins parlent de *l'histoire naturelle du cancer*.

L'histoire naturelle d'une maladie, c'est la description de l'évolution spontanée de cette maladie en l'absence de traitement. Or, celle du cancer du sein n'est pas aussi simple que la représentation que l'on s'en fait.

On a longtemps cru que le cancer du sein évoluait de manière mécanique, linéaire, inéluctable. L'histoire commence par un petit cancer, sous forme de cellules, hébergé dans un canal galactophore (canal du sein qui produit du lait). Ce petit cancer grossit fatalement et devient un nodule. De plus en plus envahissant, d'abord localement, il finit par gagner toute la région anatomique (sein, paroi thoracique, aisselle), puis se généralise par l'intermédiaire de métastases avant de provoquer, en l'absence de traitement, la mort inexorable de son hôte.

Ce scénario, intuitif et intellectuellement confortable, a fait long feu : dans la pratique clinique, on constate que le cancer n'évolue pas toujours selon ce schéma établi.

« Un petit cancer devient forcément gros, non ? Et un gros cancer, c'est forcément un petit qu'on n'a pas détecté suffisamment tôt ? »

Non, la taille de la tumeur n'est pas corrélée au temps. « Petit cancer » ne signifie pas qu'on l'a détecté tôt ou qu'on a détecté « à temps » un cancer qui aurait fini par grossir et être fatal. À l'inverse, « gros cancer » ne signifie pas qu'on l'a détecté tard ou qu'on l'a loupé lors de la précédente mammographie et que, si on l'avait vu, on aurait pu éviter qu'il se développe autant. Il n'y a pas de corrélation entre la taille et « l'âge » de la tumeur.

En général, une petite tumeur est simplement une tumeur qui croît lentement ou ne croît pas du tout. Ainsi, cette tumeur reste longtemps petite, et plus on dépiste (plus on fait de mammographies), plus on a de chance de la détecter, puisque son temps de séjour dans le sein est long.

En général, une grosse tumeur est une tumeur qui se développe rapidement. Ainsi, le cancer devient gros en très peu de temps, en quelques jours ou quelques semaines, et il est perçu subitement par la personne. Comme il grossit très vite, son temps de séjour dans le sein n'est pas long.

« Donc ma toute petite tumeur ne se serait pas transformée forcément en tumeur de 3 cm deux ans après ? »

Non en effet. Aucun critère d'imagerie ne permet d'affirmer cela.

Notez bien que la taille ne vous dit rien non plus de l'agressivité de la tumeur. « Petit cancer » ne signifie pas forcément que le cancer est de bon pronostic et « gros cancer », qu'il est de mauvais pronostic. Un gros cancer, ce n'est pas toujours synonyme de cancer « méchant » ou agressif.

Le pronostic [N] d'un cancer dépend davantage de ses « caractéristiques biologiques propres » que de sa taille [73]. Les caractéristiques biologiques propres, ce sont des anomalies dans la tumeur qui permettent d'en prédire l'agressivité.

Schématiquement, les « caractéristiques biologiques propres » de la tumeur, qui en feront une tumeur à potentiel agressif ou non, donc envahissante ou non, sont de deux ordres :

1 – Le grade de la tumeur (c'est-à-dire son architecture, la forme et la taille du noyau de ses cellules et le nombre de ses cellules qui se divisent).
2 – La présence ou non de récepteurs hormonaux à la surface des cellules cancéreuses, en sachant que s'il y en a, le cancer du sein est considéré comme plus favorable – le cancer « se nourrit » de la présence des hormones œstrogène et progestérone et il sera plus facile de bloquer son développement par des traitements anti-hormonaux.

Une étude publiée en 2017 par Donald Lannin et Shihi Wang de la faculté de médecine de l'université Yale [74] fournit des preuves assez directes montrant que de nombreuses petites tumeurs présentant des caractéristiques biologiques favorables n'évoluent pas forcément en grosses tumeurs [O].

Selon cette même étude, les grosses tumeurs se développent préférentiellement à partir de petites tumeurs qui possèdent des caractéristiques biologiques d'emblée défavorables.

On peut considérer schématiquement 4 types de cancer (voir figure 12, page suivante) :

- Un cancer de petite taille avec des caractéristiques favorables qui sera de très bon pronostic.
- Un cancer de grosse taille avec des caractéristiques favorables qui sera lui aussi de bon pronostic le plus souvent. Il peut y avoir des cas où le pronostic est intermédiaire.
- Un cancer de petite taille avec des caractéristiques défavorables qui sera souvent de mauvais pronostic ou de pronostic intermédiaire.

- Un cancer de grosse taille avec des caractéristiques défavorables qui sera très souvent de mauvais pronostic, parfois de pronostic intermédiaire.

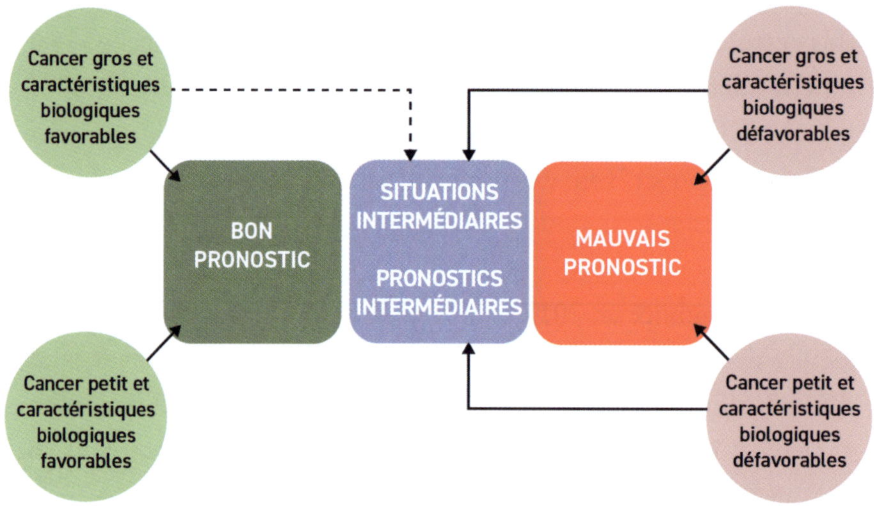

Fig. 12 - L'éventail des cancers

Autrement formulé : beaucoup de petites lésions avec des facteurs biologiques favorables ne progressent pas vers une forme de grande taille durant la vie de la patiente.

Ces tumeurs ont un très bon pronostic en raison d'une croissance lente, qui fait qu'elles n'ont pas vocation à devenir de grosses tumeurs. Elles ont, par nature, un pronostic favorable, mais ce sont justement ces petites tumeurs favorables qui sont les plus détectées par le dépistage.

C'est ce type-là qui fournit le plus de surdiagnostics, résultant directement de l'activité de dépistage. Ces tumeurs ne se développeraient pas assez pour être dangereuses. Le plus gros problème qui résulte du surdiagnostic de ces lésions petites favorables, c'est leur surtraitement ainsi que l'anxiété que ces diagnostics inutiles engendrent.

À l'inverse, les tumeurs de grande taille, responsables des décès et le plus souvent de mauvais pronostic, sont défavorables d'emblée ; elles échappent malheureusement à la détection mammographique en raison d'une cinétique de croissance trop rapide. Leur pronostic serait considérablement meilleur si leur détection se faisait à une taille plus petite (inférieure à 2 cm), mais malheureusement cela est très rarement le cas en raison de leur vitesse de développement, et elles sont donc diagnostiquées souvent tardivement.

« Le petit nodule qu'on m'a détecté, on m'a dit qu'il était de bas grade. C'est bon signe non ? »

Si l'on regarde avec attention, l'image du nodule existait au moins sur vos deux précédentes mammographies. Sans avoir évolué, il avait été jugé négligeable compte tenu de sa petitesse.

Dans votre cas, votre petite tumeur est de très bon pronostic, car elle a une croissance lente et des caractéristiques biologiques favorables. Elle n'a pas pour vocation de devenir grosse et dangereuse. Vous voyez donc que lorsque le radiologue-dépisteur « tombe » sur ce genre de tumeur, cela ne signifie pas forcément que la tumeur a été détectée tôt ou à temps. Elle peut très bien être là depuis quelque temps déjà parce qu'elle a une croissance lente et que son temps de séjour dans l'organe est plus long que celui d'une tumeur à caractéristiques défavorables.

À l'inverse, une tumeur à caractéristiques défavorables grossit vite, elle se manifeste vite aussi, souvent par des symptômes qui amènent la femme à consulter. Elle sera volumineuse sur la mammographie de diagnostic non pas parce qu'elle a été détectée tardivement, mais parce qu'elle a grossi trop vite et qu'elle s'est développée entre la dernière mammo de dépistage et cette mammo de diagnostic.

Autre cas de figure, celui d'une tumeur de petite taille qui présente des caractéristiques défavorables. Bien que petite, cette tumeur peut déjà avoir produit des métastases. Ainsi, « petit cancer » ne signifie pas automatiquement « gentil cancer ».

Enfin, parfois nous voyons – même si cette situation est plus rare – des patientes avec des tumeurs de grande taille et pourtant de très bon pronostic, sans métastases.

Il n'y a donc pas de règle, pas de corrélation linéaire et systématique entre la taille d'une tumeur et « son âge », mais une arborescence de possibilités, un buisson de situations diverses. Ainsi, il n'y a pas un cancer du sein, mais des cancers, très différents.

La figure ci-dessous illustre tous ces cas de figure.

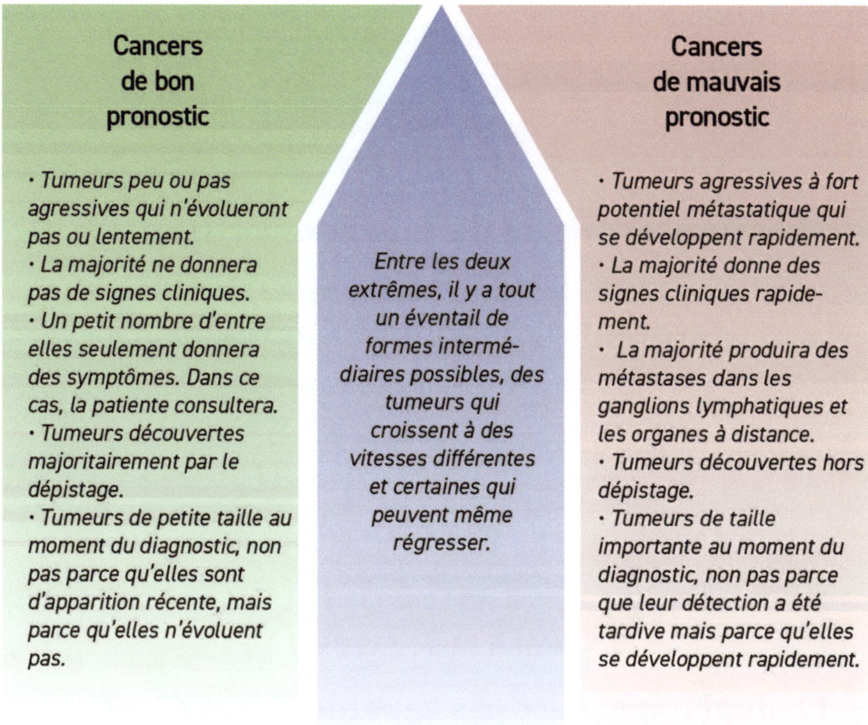

Fig. 13 – Les différents types de cancer du sein

EN BREF ↘

Les petits cancers du sein sont petits parce qu'ils possèdent des caractéristiques favorables, ils sont peu agressifs, ils évoluent lentement.

LES TUMEURS VOLUMINEUSES ONT ÉVOLUÉ VITE, TROP VITE POUR POUVOIR ÊTRE ANTICIPÉES GRÂCE AU DÉPISTAGE.

Le dépistage n'est pas capable de les détecter précocement. Elles donnent souvent lieu à ce qu'on appelle les cancers de l'intervalle qui se manifestent après une mammographie de dépistage normale.

Chapitre 8

« Mon gynécologue m'a expliqué que ce n'est pas parce que je suis vieille qu'il faut arrêter d'examiner mes seins, et il m'a prescrit une mammographie, c'est pour ça que je suis là. J'ai arrêté les mammographies à 75 ans, je n'aurais pas dû selon vous ? »

Mme Di M., 88 ans

Mme Di M. a récemment consulté son gynécologue pour des saignements gynécologiques. Celui-ci, à cette occasion, lui a prescrit une mammographie. C'est pour cela qu'elle vient me voir. Elle apporte avec elle un sac entier de radiographies réalisées sur d'anciens appareils moins performants (analogiques) que ceux d'aujourd'hui (numériques). Après avoir effectué sa mammographie, je vois dans un sein un nodule de 2 cm, à contours un peu festonnés.

Nous avons vu au chapitre précédent qu'il n'y avait pas un cancer du sein mais des cancers du sein très différents. On peut représenter ces différents cancers en fonction de leur évolution dans un graphique (voir figure 14, page suivante).

La forme à croissance rapide, symbolisée par une courbe à ascension verticale, ne tarde pas à s'exprimer par des signes cliniques.

La forme lente (la deuxième) correspond à un cancer qui se développe progressivement et finira par occasionner un symptôme amenant la patiente à venir consulter.

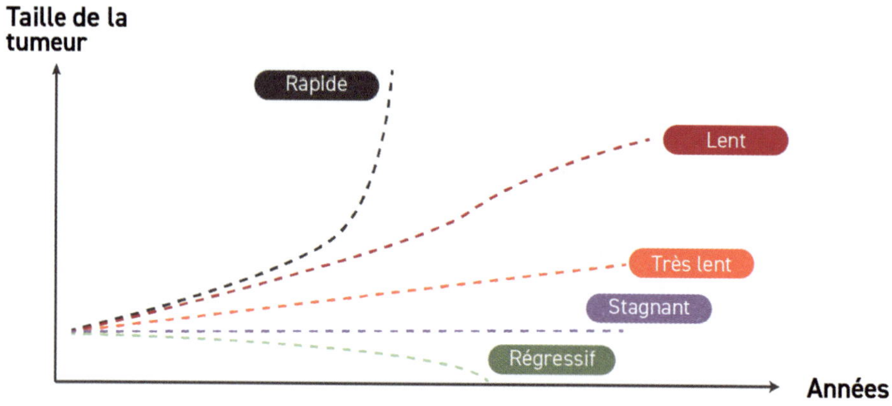

Fig. 14 - Les différents cancers selon leur mode d'évolution

Quant aux trois dernières formes – très lente, stagnante, ou régressive –, elles n'occasionnent aucun symptôme et sont sans conséquence sur la santé de la femme, dont elles ne provoquent pas le décès.

Sur *toutes* les anciennes radios de Mme Di M., l'image est bien là, mais moins visible du fait de la moindre qualité des clichés. Elle est décrite dans les comptes-rendus comme « nodule ancien, stable, non évolutif ». Là, avec notre appareil moderne, on voit ce nodule très bien et mieux qu'avant.

Au vu de l'imagerie, il est bien possible que Mme Di M. ait dans son sein un cancer stagnant, ou peut-être très lentement progressif.

Voyons à présent quel est l'effet du dépistage mammographique sur ces différents cancers et dans quel cas de figure pourrait se trouver Mme Di M.

Au-dessous du trait jaune, les cancers sont asymptomatiques, cela signifie que les femmes n'ont aucun symptôme.

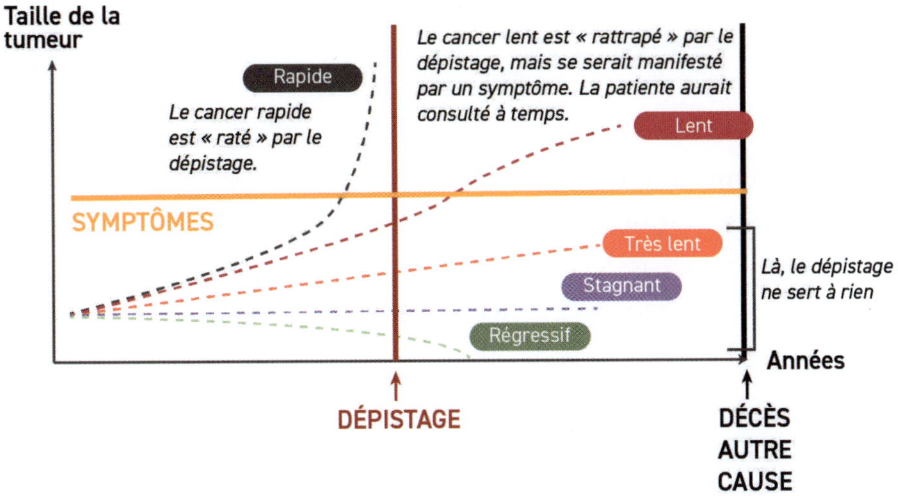

Fig. 15 - Effet du dépistage sur les différentes formes de cancer

- Le cancer au développement rapide est « raté » lors de la mammographie. En effet, il survient la plupart du temps entre deux sessions de dépistage comme nous l'avons vu ; certaines formes, particulièrement agressives, peuvent avoir déjà essaimé, même si des métastases ne sont pas encore visibles en imagerie. Le plus souvent, le dépistage ne permet donc pas d'intercepter ce cancer à croissance rapide, qui est d'ailleurs, dans la majorité des cas, très vite volumineux ; lorsque cela arrive, le cancer est malheureusement déjà à un stade avancé. Ce sont les **faux négatifs** du dépistage (voir page 45). La femme a pu avoir une mammographie tout à fait normale et revenir consulter quelques semaines ou mois plus tard pour une masse subitement apparue. Cette situation est très frustrante et ébranle beaucoup les femmes qui ne s'y attendent pas. Elles ne peuvent comprendre pourquoi elles subissent cette situation alors qu'elles sont très respectueuses de la régularité de leur dépistage. La mammographie antérieure a ainsi été faussement rassurante.

- Le cancer lent est bien détecté lors de la mammographie. Le dépistage anticipe sa détection, mais ce cancer se serait de toute façon manifesté tôt ou tard par un symptôme clinique. Il aurait donc été traité en temps et en heure, car, lorsqu'un cancer évolue lentement, les métastases éventuelles mettent beaucoup de temps à se développer : 10, 20, voire 30 ans.

- Pour les trois dernières formes de cancer, à savoir le très lent, le stagnant et le régressif, le dépistage ne sert à rien. Il contraint une femme à subir des traitements lourds pour une lésion qui ne l'aurait jamais inquiétée si elle n'avait pas été détectée. Cette femme serait décédée avec son cancer, non à cause de son cancer.

C'est ce qui s'est passé pour Mme Di M. La détection de son nodule n'a pas été très utile, et a même été plutôt délétère. J'avais suggéré dans mon compte-rendu que, vu le grand âge de cette dame et son contexte cardio-vasculaire fragile, on pouvait simplement la surveiller de temps en temps. Mon avis n'a pas été suivi et Mme Di M. a dû subir une biopsie qui a montré un cancer de bas grade. Elle sera opérée et aura une radiothérapie. L'alitement à l'hôpital entraînera une complication : Mme Di M. souffrira d'une embolie pulmonaire. Elle reste depuis très essoufflée dans sa vie courante.

Ce qu'il faut bien comprendre dans ce cas, c'est qu'une fois l'image vue à la mammographie et authentifiée comme cancer, il n'est nullement possible pour le médecin de parier sur un cancer très lent ou stagnant. Même sans symptômes, la patiente sera considérée comme « malade » et ne pourra se soustraire aux traitements qui lui seront, de facto, prescrits. Le cancer sera traité. Une fois que le vin est tiré, il faut le boire !

> Un « éventail » de formes de cancer du sein suppose une histoire naturelle non linéaire de la maladie.

Tous les cancers n'évoluent donc pas de façon inéluctable et prévisible comme on l'imaginait, passant du stade de petite tumeur au stade de grande tumeur. Il y a visiblement plusieurs histoires d'évolution cancéreuse, plusieurs « histoires naturelles » du cancer.

Ce qu'on nomme histoire naturelle du cancer, c'est l'évolution spontanée de la maladie en l'absence de traitement. La figure 16 en page suivante illustre deux modèles de l'histoire naturelle du cancer. À gauche, la progression suit un schéma comme on l'imagine, c'est-à-dire linéaire. Quelques cellules s'amassent, deviennent un nodule qui grossit, puis celui-ci essaime ensuite dans les ganglions pour se greffer sur les organes à distance et entraîner le décès au bout d'un laps de temps plus ou moins long.

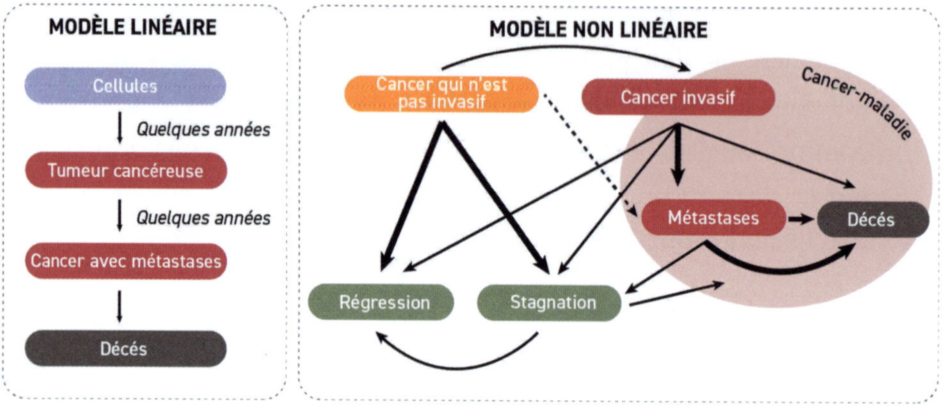

Fig. 16 - Deux schémas de l'histoire naturelle du cancer

Malheureusement, ce schéma ne correspond pas à ce qu'on observe en réalité, comme nous venons de le voir. À droite, le modèle est plus complexe mais plus réaliste, et décrit les cheminements différents selon qu'il s'agit d'un cancer invasif ou non invasif.

Le cancer non invasif, appelé aussi *in situ* (nous décrirons cette entité ultérieurement), est une lésion qui se développe uniquement à l'intérieur du canal lactifère du sein (canal qui produit le lait, voir figure 3 p. 36), et ne le franchit pas. Il n'y a donc pas d'effraction de la paroi de ce canal ni d'envahissement des tissus avoisinants.

Le carcinome invasif, en revanche, correspond à un cancer qui, au moment de sa découverte, a déjà franchi la paroi du canal qui le sépare des tissus voisins, et les a envahis. Notez que 80 % des carcinomes *non* invasifs sont de bon pronostic, stagnent ou régressent ; un petit nombre pourrait évoluer vers un cancer invasif ou, très très rarement, pourrait occasionner des métastases d'emblée pour les carcinomes de très haut grade de malignité.

Pour les carcinomes invasifs, et selon les schémas de vitesse de croissance que nous avons vus plus haut, toutes les options sont possibles : dans les cas les moins favorables, le cancer a produit des métastases dès le départ, ou il a entraîné le décès parce qu'il est extrêmement rapide et extensif d'emblée. Dans d'autres cas, ce cancer invasif peut lui aussi stagner ou régresser.

C'est pourtant sur le modèle linéaire, schéma intuitif et confortable, que s'est fondée toute la stratégie du dépistage, faisant espérer qu'un cancer stoppé « tôt », à l'étape de « petit » amas cellulaire réglerait le problème du cancer en empêchant sa progression en cancer fatal.

Et c'est exactement cet espoir qui est repris dans les slogans des campagnes d'Octobre Rose :

« Plus petit c'est, mieux c'est. »
« Pris à temps, le cancer est beaucoup moins grave. »

Même les instituts officiels comme l'INCa et la Ligue contre le cancer véhiculent ces paradigmes.

« Plus les cancers du sein sont détectés tôt et plus les chances de guérison sont importantes. »
INCa[75]

« Tôt mieux que trop tard. »
La Ligue[76]

Ces deux visions du cancer s'affrontent continuellement dans un débat à la fois scientifique et public, la vision linéaire et progressive étant tellement plus intuitive qu'elle s'impose assez facilement dans les esprits et dans les slogans médiatiques.

Pour faire comprendre la réelle complexité de la situation, il faut beaucoup plus de temps et de pédagogie pour l'expliquer et pour le comprendre, de plus ce modèle « en buisson » est beaucoup moins enthousiasmant et ne peut être résumé en quelques phrases simples. De ce fait, **il est beaucoup moins populaire et moins médiatisé**.

Les femmes sont les premières victimes de cette présentation simpliste et fallacieuse, elles attendent beaucoup d'un dépistage dont on ne leur expose pas les failles, et elles s'exposent à des risques ou à des frustrations (en cas des cancers d'intervalle) qu'elles ne pouvaient pas anticiper.

EN BREF ↘

TOUS LES CANCERS N'ÉVOLUENT DONC PAS DE FAÇON INÉLUCTABLE ET PRÉVISIBLE COMME ON L'IMAGINAIT : il y a visiblement plusieurs scénarios cancéreux et différentes cinétiques d'évolution.

Pour le dépisteur, il n'y a qu'une image, et qu'un diagnostic. Une fois dépisté, le cancer est traité.

Dans tous les pays où on dépiste, l'âge de dépistage s'arrête à 75 ans. En effet, il faut être très prudent chez la personne âgée asymptomatique, car il n'y a pas de bénéfice avéré chez ces personnes vulnérables.

Au-delà de 75 ans, les femmes sont particulièrement exposées aux effets morbides du surdiagnostic et surtout du surtraitement.

Chapitre 9

« Tout à l'heure, vous avez parlé de forme " régressive " de cancers, c'est difficilement imaginable. Cela voudrait donc dire qu'un cancer peut disparaître tout seul ? »

Une participante

Nous sommes en 2019 à Bruxelles, avec le Dr Bernard Duperray, pour une conférence devant les membres de l'association Femmes & Santé ASBL qui a pour but la sauvegarde et la promotion de la santé des femmes. Lors de sa présentation, le Dr Duperray a évoqué la régression cancéreuse. Une participante me pose la question sur un point défiant la logique, longtemps contesté et encore débattu : la régression cancéreuse.

On a vu précédemment que des cellules cancéreuses, il y en a chez tout le monde (voir page 32) !

En réalisant un grand nombre d'autopsies[77], on constate que chez des femmes décédées d'autre chose que du cancer, le taux de tumeurs trouvées dans les seins est quatre fois celui de la population vivante dans le même temps. Ces tumeurs sont donc restées « silencieuses ». Cela prouve qu'il y a bien des cancers quiescents, qui n'évoluent pas et qui ne tuent pas. Certains régressent même.

« Vous en avez vu, vous, dans votre pratique, des cancers qui ont régressé ? »

Il est rare que l'on observe des régressions, non pas parce qu'elles sont rares, mais parce que leur observation est difficile, car dès qu'on décèle un cancer, très logiquement on le traite. Il y a donc peu d'occasions de réellement constater le phénomène. Par exemple, il a pu être observé chez des femmes sur le point d'être opérées de leur cancer, mais dont l'intervention chirurgicale a été différée en raison de la survenue d'une autre maladie plus urgente à traiter. Ces cas de régression existent bel et bien, et pas seulement pour le cancer du sein d'ailleurs[78, 79, 80].

Personnellement, j'ai observé un tel cas alors que je débutais ma carrière, chez une dame d'une cinquantaine d'années qui consultait pour une grosseur inflammatoire et assez volumineuse de son sein. L'image mammographique était très atypique, avec surtout un œdème important diffus, sans abcès constitué. J'ai réalisé une biopsie qui a révélé de nombreuses cellules cancéreuses. Cette patiente a pris contact avec son médecin, mais a dû régler des soucis personnels entre temps, qui l'ont obligée à différer son rendez-vous chirurgical d'un mois. Le jour où elle s'est présentée à l'hôpital, la veille de l'intervention prévue, elle a signalé ne plus rien ressentir. Évidemment tous les examens ont été refaits. Jeune radiologue et plutôt incrédule, je me suis entretenue avec l'anatomopathologiste qui, à la relecture de ses lames, a bien confirmé la présence de cellules anormales sur le tout premier prélèvement. C'est la seule observation de très probable régression cancéreuse, de toute ma carrière professionnelle dont je peux témoigner. La patiente a été très étroitement surveillée mais n'a plus jamais présenté de nouvel épisode analogue.

« Peut-on savoir à l'avance si un cancer va régresser ou pas ? »

Non, malheureusement, c'est impossible. Si vous faites vos mammographies tous les deux ans et qu'un jour, on vous détecte une tumeur, on va vous prescrire une biopsie et analyser le fragment de tissu cancéreux qu'on aura prélevé. Avec la mammo et l'examen anatomo-pathologique, les médecins ont une image *statique* de la tumeur, une image figée prise à un instant T. Aucune de ces deux investigations ne donnera de renseignement sur la *dynamique* de ces cellules cancéreuses, sur leur devenir dans les mois ou années qui vont suivre.

Devant un cancer diagnostiqué et authentifié sous microscope, on est incapable de parier sur sa possible régression, et une fois détecté on le traitera bien sûr.

Il faut donc bien comprendre que tous les cancers ne se développent pas de façon linéaire, inéluctable et prévisible comme on l'imaginait, passant du stade de petite tumeur au stade de grande tumeur. Dans la pratique clinique, ce qu'on observe ne colle pas avec ce schéma. Il y a visiblement plusieurs histoires d'évolution cancéreuse, plusieurs « histoires naturelles » du cancer comme le montre la figure 16, page 94.

EN BREF ↘

Une cellule cancéreuse détectée chez une femme ne fait pas d'elle une cancéreuse.

Un cancer peut disparaître tout seul ou bien rester là sans se développer, ou se développer tellement lentement que la femme décédera d'autre chose. Il arrive aussi qu'il se développe très vite et brutalement.

QUOI QU'IL EN SOIT, ON NE PEUT PAS PARIER SUR LA RÉGRESSION CANCÉREUSE.

Dès lors que vous avez un cancer diagnostiqué, à la suite d'un symptôme clinique ou encore lors d'une mammographie de dépistage, il est impératif pour vous de suivre les préconisations thérapeutiques. Vous devez recourir aux traitements qui vous seront proposés, cela dans votre intérêt. Ne pas se faire traiter en escomptant une hypothétique régression spontanée n'est pas une attitude responsable et relève là d'une dangereuse loterie.

Chapitre 10

« Dre Bour, pouvez-vous me résumer en quelques mots le problème du surdiagnostic dont vous parlez beaucoup sur votre site ? »

Stéphanie C.

Stéphanie est une jeune journaliste qui travaille pour un magazine féminin. Elle ne connaît pas très bien la controverse autour du dépistage et m'interroge sur le sujet à l'occasion du mois d'Octobre Rose.

En raison de sa sensibilité importante, c'est-à-dire de sa capacité de détection élevée, la mammographie de dépistage détecte de nombreuses lésions inoffensives, débouchant sur des diagnostics qui n'ont pas d'utilité pour la femme.

Comme nous l'avons vu en page 32, il existe des cancers quiescents, qui n'évoluent pas, qui ne tuent pas, qui ne mettent pas la vie de la femme en danger. Le problème c'est que plus on cherche intensivement et on explore de façon répétée le sein, et plus ces cancers seront détectés préférentiellement.

C'est la raison pour laquelle le dépistage *produit* du diagnostic, mais aussi ce qu'on appelle du *surdiagnostic*, c'est-à-dire des diagnostics non utiles. Le surdiagnostic est un effet indésirable majeur du dépistage, qui a des conséquences graves puisque même inoffensifs, tous ces cancers seront traités avec la même agressivité que tous les autres.

« Comment êtes-vous aussi sûre qu'il y a des diagnostics inutiles ? »

Pour vous répondre, prenons appui sur le travail d'un auteur de référence, le Dr Bernard Duperray, qui a beaucoup travaillé et écrit sur le surdiagnostic. Dans son livre *Dépistage du cancer du sein – La Grande illusion* (Thierry Souccar éditions), le Dr Duperray écrit : « L'excès de cancers dépistés par rapport à ce qui était attendu en l'absence de dépistage caractérise ce qu'on appelle le surdiagnostic. Prenons trois cancers (poumon, sein, prostate) dont deux, celui du sein et celui de la prostate, font l'objet d'un dépistage. »

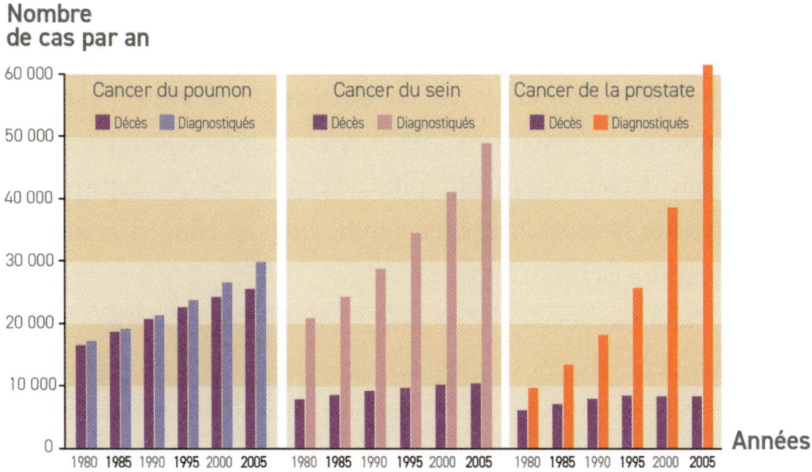

Fig. 17 : Évolution de l'incidence et de la mortalité pour trois cancers (en France, de 1980 à 2005)[81]

« Pour le sein et la prostate, on observe une mortalité stable et une incidence qui s'envole suivant l'intensité du dépistage, alors que pour le cancer du poumon qui ne fait pas l'objet d'un dépistage systématique, le nombre de décès est proportionnel à celui des diagnostics. L'incidence du cancer du poumon augmente parallèlement à la cause réelle de la maladie : la consommation de tabac. »

Cet excédent de diagnostics de cancers dans une population dans laquelle on opère un dépistage systématique incite à penser que ce dépistage révèle des cancers qui ne se seraient pas manifestés sans lui.

Beaucoup d'études attestent le surdiagnostic consécutif au dépistage du cancer du sein. Ce sont des études d'observation et surtout des études comparatives. Celles-ci, réalisées dès les années 2000, corroborent l'existence du surdiagnostic, en comparant des groupes de femmes dépistées à des groupes de femmes non dépistées [82, 83].

Il y avait systématiquement plus de cancers diagnostiqués dans les groupes dépistés que dans les groupes non dépistés, et cela sans aucun effet, ni sur la mortalité (celle-ci étant similaire dans les deux populations) ni sur la survie (également identique dans les deux groupes).

Puisque détecter beaucoup plus de cancers avec le dépistage ne fait pas baisser la mortalité, cela signifie que ces cancers n'auraient pas tué de toute façon.

Par conséquent, diagnostiquer ces cancers et les soigner n'a pas d'intérêt. Non seulement on ne gagne rien à détecter ces cancers, mais on risque de causer des dégâts et, du point de vue éthique, ces dégâts sont inacceptables.

Le problème majeur, c'est que les cancers surdiagnostiqués ne sont « vus » que par les épidémiologistes, lorsqu'ils étudient le cancer du sein au niveau de populations entières. À l'échelle du radiologue-dépisteur et de sa patiente, il est impossible de savoir si le diagnostic de cancer qui vient d'être posé est utile ou non.

Selon le Dr Duperray, « dans le contexte de nos connaissances actuelles, le surdiagnostic n'est pas une erreur de diagnostic. Le cancer surdiagnostiqué n'est pas un faux positif. Ce n'est pas un pseudo-cancer, c'est un cancer à part entière au vu de sa définition actuelle qui repose uniquement sur l'examen histologique (examen sous le microscope d'un fragment de tissu). C'est un diagnostic correct mais sans utilité pour la femme. »

LE SURDIAGNOSTIC

se définit comme un diagnostic histologique d'une « maladie » qui, si elle était restée inconnue, n'aurait jamais entraîné d'inconvénient durant la vie de la femme ni n'aurait mis sa vie en danger.

« Donc, si je saisis bien, le surdiagnostic c'est quand on détecte des cancers qu'on devrait laisser tranquilles c'est bien ça ? Et il y en a beaucoup de ces cancers ? »

Là encore, ce ne sont pas les médecins, oncologues ou radiologues comme moi, directement en contact avec les femmes, qui sont en mesure de répondre mais toujours les épidémiologistes et les statisticiens qui analysent leurs observations.

L'épidémiologie étudie les problèmes de santé pour des populations entières, pour de grands nombres de personnes. Les épidémiologistes dégagent des tendances, des évolutions de fréquences de maladies et leur répartition dans le temps et la géographie. Ils mettent en évidence des phénomènes que les médecins ne voient pas du tout sur le terrain. C'est ce qui s'est passé pour le surdiagnostic. Les statisticiens ont montré que le surdiagnostic est une réalité comptable que l'on retrouve dans toutes les populations dépistées.

Si le surdiagnostic était nié par les autorités sanitaires il y a 20 ans, aujourd'hui il est unanimement reconnu par la communauté médicale comme un effet inattendu du dépistage. Les désaccords portent sur le « combien ? ». Le dépistage génère du surdiagnostic, mais quelle est son ampleur exactement ?

En France, selon l'INCa (Institut national du cancer), les cancers surdiagnostiqués pourraient représenter 10 % à 20 % alors que selon les études les plus récentes, leur part serait plutôt de 30 à 50 %[84, 85].

L'ampleur du surdiagnostic varie donc beaucoup d'une évaluation à l'autre, de 10 % pour les plus optimistes à 50 % pour les plus pessimistes[86]. Comme évoqué plus haut, pour l'estimer il faut prendre en compte de nombreuses études d'observation de populations et des études comparatives. Les quantifications du surdiagnostic dépendent alors beaucoup du « tri » que les auteurs opèrent dans le choix des études retenues, et ce choix est parfois… arbitraire, en tous cas il est souvent sujet à discussions et controverses entre les équipes. Mais même dans des évaluations plutôt optimistes comme celle d'un comité d'experts britanniques, le rapport Marmot[87], on observe toujours davantage de surdiagnostics que de « vies sauvées » par le dépistage.

Sur 2 000 femmes qui se font dépister pendant 10 années, 10 seront surdiagnostiquées et subiront un traitement inutile avec toutes ses conséquences.

J'ai conscience que quantifier le surdiagnostic en termes de pourcentage n'est pas très parlant. Je vous propose donc de revenir un instant à notre méta-analyse de la collaboration Cochrane (voir page 43). Comme nous l'expliquions, il s'agit d'une synthèse de toutes les études initiales disponibles sur le dépistage, et dont le résultat global est projeté sur une population de 2 000 femmes dépistées en 10 années versus 2 000 femmes indemnes de tout dépistage.

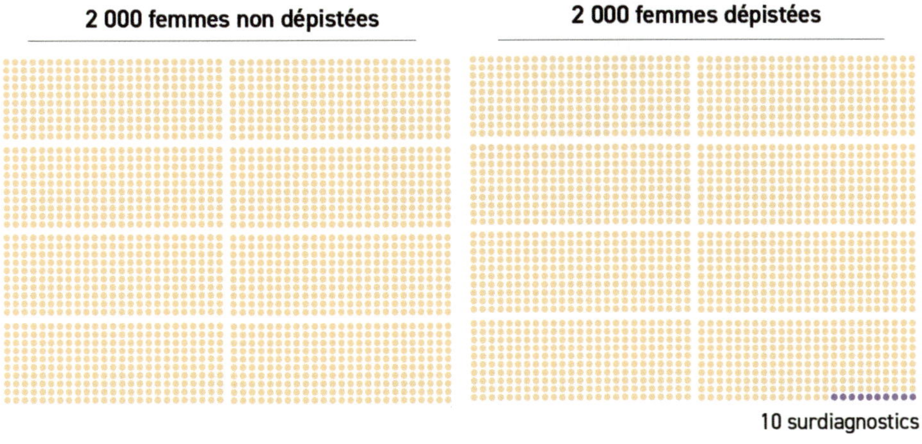

Fig. 18 – Estimation du surdiagnostic selon la collaboration Cochrane

La figure 18 (page précédente) montre ce que la méta-analyse estime concernant le surdiagnostic pour notre groupe de 2 000 femmes non dépistées (à gauche) et de 2 000 femmes dépistées (à droite) sur une période de 10 ans.

Les 10 points violets représentent les 10 surdiagnostics produits par le dépistage. Donc pour une vie « sauvée », comme nous l'avons vu au chapitre 4, 10 femmes en bonne santé subissent les conséquences inutiles et évitables d'une « maladie » qui, si elle n'avait pas été recherchée, n'aurait jamais inquiété cette femme [P].

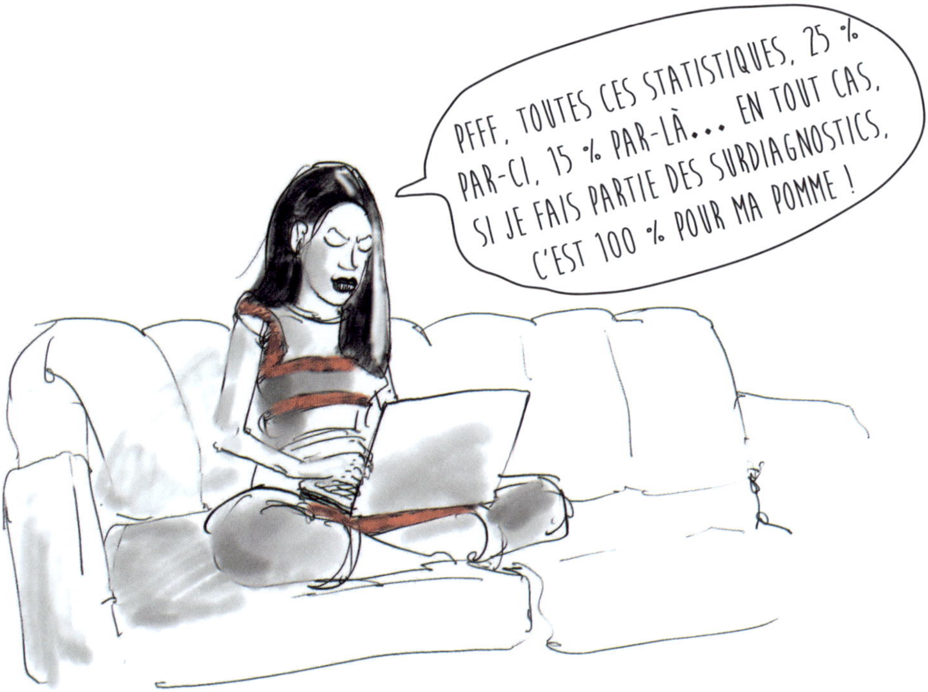
PFFF, TOUTES CES STATISTIQUES, 25 % PAR-CI, 15 % PAR-LÀ... EN TOUT CAS, SI JE FAIS PARTIE DES SURDIAGNOSTICS, C'EST 100 % POUR MA POMME !

Le plus souvent, dans les études qui essaient de quantifier le surdiagnostic, on se concentre sur le surdiagnostic des cancers invasifs (envahissants). Les épidémiologistes cherchent à savoir combien de cancers « invasifs » seraient ainsi détectés en trop.

Mais dans le sein, on ne rencontre pas que des cancers invasifs. Il existe aussi parfois des lésions qui sont non invasives. Elles se développent uniquement à l'intérieur du canal du sein qui produit le lait, appelé canal lactifère (voir figure 3, page 36). Elles ne le franchissent pas. Il n'y a donc pas d'effraction de la paroi du canal ni d'envahissement des tissus avoisinants. On parle de « carcinomes *in situ* ».

Le terme « carcinome » dans l'expression « *in situ* » est trompeur et devrait être abandonné[88], selon des scientifiques. Ces « *in situ* », aussi appelés « stade 0 », ne sont pas menaçants pour les femmes dans leur très grande majorité. Ils ne sont même pas saisis dans le comptage des nouveaux cas de cancers dans les rapports épidémiologiques officiels. Pourtant, dans la pratique ils sont traités comme de véritables cancers (chirurgie doublée éventuellement de radiothérapie). Il y a donc un véritable décalage entre leur non-prise en compte officielle d'un côté et la façon dont ils sont vus et traités par les praticiens (oncologues et chirurgiens) de l'autre.

« Mais qu'est-ce que ça change ? »

Eh bien cela change tout simplement l'estimation du surdiagnostic, car si on ajoute la surdétection de ces cancers non invasifs à la surdétection des cancers invasifs, l'ampleur du surdiagnostic devient tout autre…

En effet, les cancers *in situ* se manifestent par des microcalcifications particulièrement bien visibles à la mammographie. Ils sont donc d'autant plus nombreux que la participation au dépistage est forte et que les mammographes se perfectionnent[89,90].

Avant l'ère des dépistages, les cancers *in situ* représentaient moins de 5 % de tous les cancers du sein. Après le dépistage, ils sont passés à 15 % voire 20 % dans tous les pays où les campagnes de dépistage existent[91]. L'évolution en termes d'incidence est encore plus frappante. Elle est passée de 1,87 pour 100 000 nouveaux cas en 1973-1975 à 32,5 pour 100 000 en 2005[92], soit 17 fois plus.

Ceci est d'autant plus dommage que dans leur grande majorité, les cancers *in situ* ne mettent pas en danger la vie des femmes s'ils ne sont pas détectés. Leur pronostic est très bon, et la survie à 10 ans – paramètre largement utilisé par les autorités sanitaires –, est supérieure à 95 %. Surtout le fait de les détecter et de les traiter comme s'ils étaient le stade précurseur de potentiels « vrais cancers » n'a entraîné aucune baisse des cancers invasifs[93]. On s'est aperçu que paradoxalement, la détection accrue et les traitements chirurgicaux qui en découlent n'ont pas contribué à la réduction de la mortalité par cancer du sein[Q], ce qui jette ainsi des doutes sur l'utilité de ces traitements.

C'est pour cela que dans d'autres pays, des protocoles de surveillance active sont à l'étude à très grande échelle ; ils visent à observer si une simple surveillance rapprochée de cette lésion pourrait être effectuée à la place des traitements systématiques[94,95,96].

> **“ Mais alors quelle est l’ampleur du surdiagnostic si on intègre dans le calcul tous les cancers *in situ* ? ”**

Lorsqu’on intègre dans le comptage des cancers surdiagnostiqués[R] les cancers *in situ*, les cancers en excès peuvent représenter jusqu’à 50 % des cancers du sein[97]. Cela signifie alors que près d’**un cancer sur deux détectés par mammographie serait un diagnostic inutile**. On est donc loin de la fourchette basse des 10 à 20 % que vous pouvez parfois lire lors des campagnes d’Octobre Rose, dans les brochures d’information destinées aux femmes ou encore sur divers sites Internet officiels.

EN BREF ↘

LE SURDIAGNOSTIC EST UN EFFET INDÉSIRABLE DU DÉPISTAGE,
une réalité comptable qu'on ne peut passer sous silence ou minimiser.

Son ampleur est variable selon les estimations mais suffisamment importante pour annuler le bénéfice escompté du dépistage.

Les nouveaux cas de cancers *in situ* devraient être comptabilisés dans les cancers surdiagnostiqués.

Chapitre 11

« C'est si grave que ça de détecter des cancers inoffensifs ? Ok, on détecte trop de cancers, mais si d'un autre côté ça permet de sauver des vies, ça vaut quand même le coup non ? »

Un médecin tchèque

Cette question m'a été posée lors d'un colloque à Budapest. Depuis 2004 est organisé à Budapest le Colloque international de psychiatrie et de psychologie clinique, connu sous le nom de « Un Divan sur le Danube », et ce avec le soutien de l'Institut français et l'Institut italien de la culture de Budapest. Un sujet autre que celui de la psychiatrie y est parfois invité et cette année-là, ce fut le dépistage, afin d'en évoquer les enjeux psychologiques, sociaux et économiques.

Dans certains pays parmi les nouveaux États membres de l'UE-28, dont la Tchéquie, les pathologies cancéreuses entraînent des taux de décès bien plus élevés que dans les pays d'Europe de l'Ouest en raison de divers problèmes pointés par la Commission européenne [98], comme la faiblesse des politiques de lutte contre le tabagisme et l'alcoolisme, et surtout l'organisation hospitalière (petits hôpitaux, faiblesse des ressources humaines et des équipements techniques). L'espoir de sauver de nombreuses vies grâce à des programmes de dépistage, dans ce pays, est très grand, parce que cela apparaît plus rapide et plus simple que de remédier aux autres problèmes sous-jacents et plus chroniques de santé publique. Mais cette question du caractère finalement anodin de la surdétection m'a été aussi posée en d'autres occasions. C'est une question cruciale et elle mérite qu'on s'y attarde.

Afin que vous compreniez bien pourquoi le surdiagnostic est l'effet indésirable majeur du dépistage, laissez-moi vous raconter l'histoire d'une de mes patientes.

Viviane a 63 ans. Elle vient me voir car j'avais découvert, deux ans auparavant, un foyer de microcalcifications sur sa mammographie. À l'époque, il s'agissait d'une simple mammographie de routine ; Viviane ne présentait aucun symptôme. La biopsie avait révélé un petit cancer *in situ* de très petite taille, qui a été opéré puis traité par radiothérapie. Elle revient donc pour un nouveau dépistage. Malheureusement, sur cette mammographie de contrôle, je m'aperçois que le foyer est revenu dans la zone opérée et qu'il apparaît plus étendu. Comme son sein a déjà été irradié, il n'était plus question d'ôter simplement ce foyer. On a été obligé de procéder à une mastectomie totale.

Lorsque Viviane revient l'année suivante pour un contrôle postopératoire, elle est un peu amère : « le chirurgien m'a fait comprendre qu'on y était peut-être allé «avec la grosse Bertha», selon ses termes, mais qu'on n'avait pas le choix de toute façon. Je n'ai pas bien compris ce que ça voulait dire... Pour un tout petit foyer de calcifications, je me retrouve quand même avec un sein en moins. Et puis l'opération a été lourde, et j'ai du mal à remonter moralement, de plus, j'ai mal au bras. »

Qui dit surdiagnostic,
dit surtraitement.

Depuis qu'on a instauré le dépistage systématique, les traitements n'ont fait qu'augmenter, les interventions chirurgicales bien sûr, mais aussi les chimiothérapies et les radiothérapies, puisque pratiquement toute lésion est irradiée.

La conséquence du surdiagnostic pour la femme concernée est ce qu'on appelle **« le surtraitement »**. Le surtraitement résume l'ensemble des traitements que cette femme n'aurait pas eus, et dont elle n'aurait pas eu besoin en l'absence du dépistage. Il découle de la découverte inutile d'un cancer qui ne l'aurait pas mise en danger. Il est pour les femmes la concrétisation et la matérialisation, dans leur chair, du surdiagnostic.

« Mais grâce au dépistage, on opère des cancers de plus en plus petits et on allège les traitements... »

Le poncif selon lequel les traitements lourds auraient été « allégés » grâce au dépistage est d'une part inexact, comme nous allons le voir, mais aussi cynique. En effet, pour une femme il ne s'agit pas d'avoir un traitement que le corps médical considère comme « léger » (légèreté toute relative au vu des effets secondaires de n'importe quelle chirurgie, chimio- radio- ou hormono-thérapie), mais de ne recevoir aucun traitement quand celui-ci n'est pas nécessaire.

Examinons tout d'abord ce qui s'est passé pour les mastectomies, qui peuvent être partielles (on ôte la partie malade du sein), ou totales (le sein doit être ôté en totalité). Contrairement à ce qui est vanté aux femmes, avec le dépistage, les mastectomies, totales et partielles, ont augmenté, et non diminué.

Beaucoup d'études internationales mettent en évidence cette envolée des mastectomies : l'analyse[S] du collectif Cochrane[99], le rapport Marmot[100] ou l'étude Harding[T 101]. Notre collectif Cancer Rose a réalisé sa propre enquête sur les données françaises[102]. Et voici ce que nous avons observé.

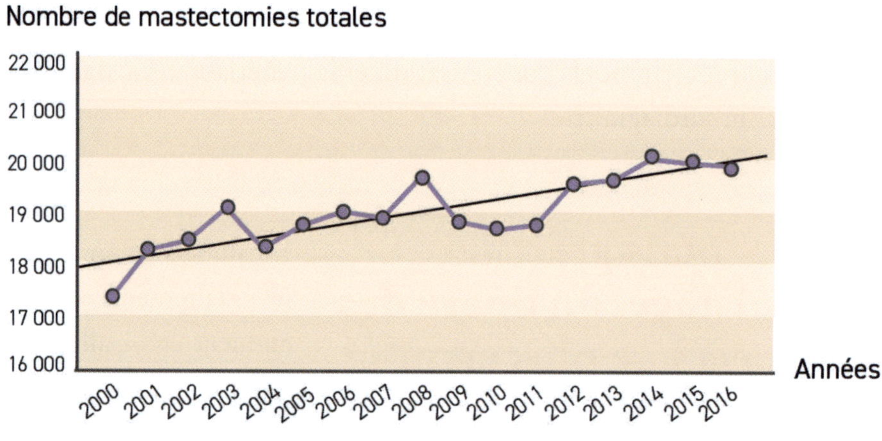

Fig. 19 - Évolution du nombre de mastectomies totales par an du fait d'un cancer du sein[103]

Au cours des quatre dernières années étudiées (2013-2016), ont été réalisées en moyenne 19 966 mastectomies **totales** par an, contre 18 351 par an au cours des quatre années précédant la généralisation du dépistage organisé (2000-2003). Ceci correspond à une hausse de 8,8 %. Certes, peut-on objecter, dans le même temps, le nombre de cancers du sein diagnostiqués chaque année a augmenté. On peut donc penser qu'il est normal que le nombre de mastectomies augmente. Mais, même rapporté au taux des nouveaux cas, le compte n'y est pas. Car en 2012, on effectue toujours 4 mastectomies totales pour 10 nouveaux cancers, comme en l'an 2000. Il n'y a donc pas « d'allègement » thérapeutique.

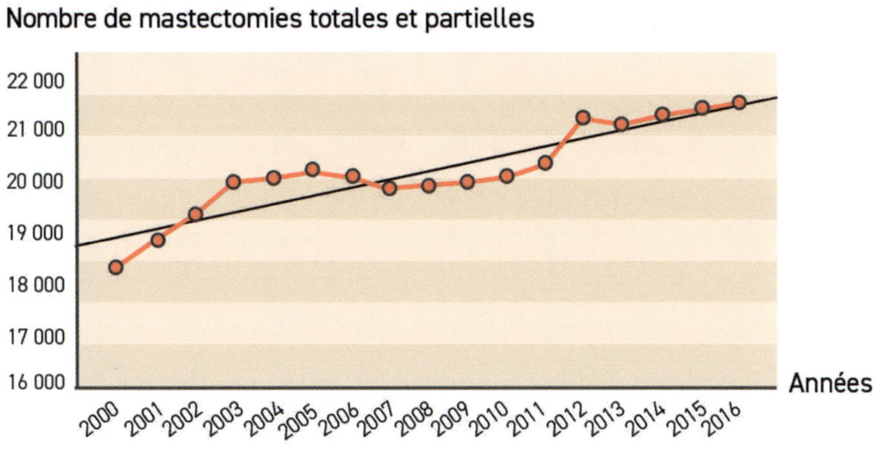

Fig. 20 - Évolution du nombre total de mastectomies (totales + partielles) par an du fait d'un cancer du sein [104]

De plus, l'augmentation concerne aussi les mastectomies partielles : on effectue maintenant 15 mastectomies partielles pour 10 nouveaux cancers invasifs, contre moins de 13 en l'an 2000. Ces chiffres sont surprenants, car ils montrent que le nombre de mastectomies partielles augmente plus vite que le nombre de nouveaux cas de cancers invasifs. Cela signifie qu'on n'opère pas seulement les cancers invasifs mais aussi des cancers *in situ* dont nous parlions plus haut, et des lésions précancéreuses qu'on ôte « au cas où ». On enlève donc toujours plus de seins au fil des ans, et non pas moins.

On ne peut en aucun cas promettre aux femmes moins de traitements intrusifs. C'est l'inverse qui se produit. Il faut bien parler d'alourdissement thérapeutique, et non d'allègement.

Le dernier panorama de l'OCDE, sorte d'observatoire de la situation de la santé publique dans les différents pays d'Europe, aboutit à la même conclusion et est même plus pessimiste [105].

Mais le surtraitement ne se résume pas à l'excès de traitement chirurgical.

La chimiothérapie, l'hormonothérapie et la radiothérapie ont des effets délétères majeurs et peuvent occasionner des complications cardio-vasculaires, respiratoires, cutanées et provoquer des cancers radio-induits. Elles peuvent engendrer aussi un ralentissement psychomoteur, des douleurs articulaires et musculaires, parfois même un cancer utérin secondaire (lié aux effets secondaires des hormonothérapies données pour les cancers à récepteurs hormonaux positifs)[106].

Les retentissements psychologiques ne sont pas à négliger : dépressions (en raison des changements physiques), perte de cheveux, perte de la libido [107], ménopause précoce…

Lorsqu'on tient compte de tous ces effets secondaires des traitements dans l'évaluation de la balance bénéfice-risque du dépistage, il se pourrait bien qu'il y ait, selon plusieurs études, une surmortalité due aux traitements eux-mêmes.

Le déjà bien mince bénéfice du « un décès évité grâce au dépistage[a] » se retrouve réduit à néant si en même temps un décès est induit par les traitements[108, 109, 110].

Le bilan du dépistage est celui d'un **jeu à sommes nulles**, si pour sauver une vie une autre est sacrifiée à cause des conséquences néfastes du dépistage.

D'autres conséquences encore, indirectes, ne sont que rarement évoquées : la majorité des femmes atteintes d'un cancer du sein ont au moins un arrêt de travail de longue durée. Au bout de deux ans, plus de 30 % des femmes âgées de plus de 50 ans n'ont pas repris le travail. En outre, parmi celles qui avaient un travail à temps plein, plus de 20 % n'ont repris qu'à temps partiel et subissent donc une perte de revenus[111, 112, 113].

a - Pour 2000 femmes suivies pendant 10 ans.

EN BREF ↘

LE SURDIAGNOSTIC ENTRAÎNE DU SURTRAITEMENT QUI A DES CONSÉQUENCES GRAVES SUR LA SANTÉ.

Il a aussi des répercussions psychologiques, économiques et professionnelles.

Lorsqu'on considère tous les désagréments du dépistage, à court, moyen et long terme, on ne peut pas affirmer aux femmes que la balance bénéfice-risque du dépistage est favorable et minimiser cet effet indésirable majeur qu'est le surdiagnostic.

Pour les femmes, le surdiagnostic est un risque réel qu'elles doivent connaître, car il a des répercussions importantes sur leur existence.

Chapitre 12

« Je n'ai pas très envie de me faire dépister mais le Dr A. me dit que je devrais m'estimer heureuse que le dépistage existe, que c'est une belle trouvaille pour les femmes et que s'il n'existait pas, elles auraient des cancers plus graves et il y aurait encore plus de morts par cancer du sein ! Qu'en pensez-vous ? »

Marie F., 52 ans

Marie est très partagée. Elle n'a jamais fait de mammographie, estime très bien s'en porter, mais se heurte à l'insistance de son gynécologue.

Pour pouvoir répondre à Marie, imaginons un instant ce qu'il se passerait si le dépistage disparaissait. Il y a le point de vue comptable et le point de vue philosophique.

Du point de vue comptable

Il convient de répondre tout d'abord à la question « à quoi s'attend-on avec un dépistage ? »

Lorsqu'on dépiste, on s'attend à « récolter » beaucoup de cancers peu agressifs faisant diminuer mécaniquement le « réservoir » des cancers agressifs. Et on s'attend aussi à diagnostiquer des cancers qui n'auraient pas nui. Car un dépistage s'accompagne *toujours* d'un certain degré de surdiagnostic, mais qu'on considère a priori comme un inconvénient acceptable – si tant est que pour la population, il y ait un avantage compensateur conséquent –, un profit évident, à savoir une diminution significative des cancers graves, et ainsi une diminution de la mortalité par cancer.

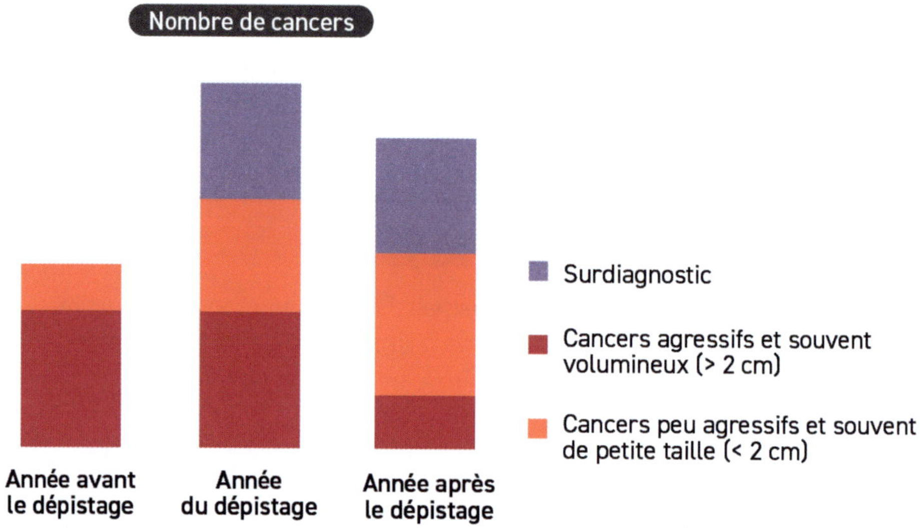

Fig. 21 - Évolution attendue du nombre de cancers du sein avec le dépistage

Les colonnes rouges désignent les cancers graves, agressifs et souvent volumineux (tumeurs de plus de 2 cm), en orange les cancers peu agressifs et souvent de petite taille (< 2 cm), et en violet le surdiagnostic.

Si le cancer se développait réellement de façon linéaire dans le temps (voir page 93), on devrait observer au fur et à mesure des années, après instauration du dépistage, certes une surdétection de cancers mais parallèlement une diminution des cancers agressifs, c'est-à-dire des cancers les plus graves.

Or ça n'est pas du tout ce qu'on constate : le nombre des cancers avancés ne diminue pas et reste désespérément stable, comme l'attestent plusieurs études[U].

Avec le dépistage, la proportion des cancers peu graves, peu avancés (en orange) augmente fortement tandis que celle des cancers les plus graves, les cancers avancés (en rouge) stagne.

Dans cette population des cancers peu avancés, augmentée à cause du dépistage, il y a une importante proportion de surdiagnostics.

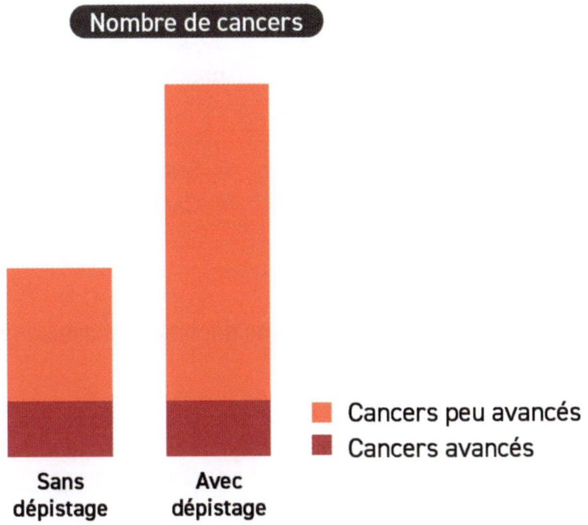

Fig. 22 - Nombre de cancers du sein observé sans dépistage et avec dépistage

À présent, examinons ce qui se passerait si le dépistage n'existait plus.

Sans dépistage, il n'y aurait plus de surdiagnostic du tout. Le nombre des cancers graves augmenterait-il pour autant ? Non. En fait, c'est seulement la proportion des cancers graves sur le total des cancers qui augmenterait (leur pourcentage dans l'ensemble des cancers). Dans l'absolu, leur nombre n'augmenterait pas. Encore une fois, il faut toujours considérer les chiffres bruts pour se faire une idée réaliste des choses et non les pourcentages.

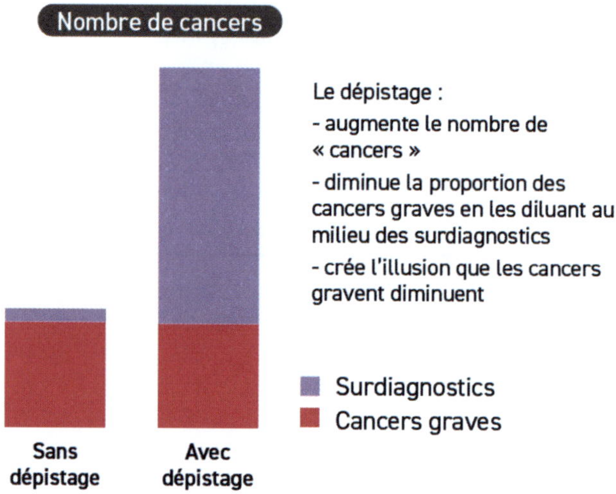

Fig. 23 : Nombre de cancers sans dépistage et avec dépistage

Du point de vue philosophique

Si on supprimait le dépistage, on renoncerait à une « vie sauvée » (pour 2 000 femmes suivies pendant 10 ans, voir page 56). Mais parallèlement on épargnerait à d'autres personnes des nuisances. Comme on le voit, il n'y a pas de bénéfice global massif pour les femmes. Il y a *peut-être* un bénéfice pour certaines, mais il s'accompagne de dommages avérés pour d'autres, dommages qui peuvent aller jusqu'au décès.

Si seulement certaines femmes bénéficient du dépistage, et cela au prix de préjudices pour d'autres, peut-on alors éthiquement justifier un tel dispositif, puisqu'il est conséquemment en opposition avec le principe fondamental en médecine : « d'abord ne pas nuire » ?

Peut-on légitimer l'incitation des femmes au dépistage avec l'argument que ce dispositif sauve des vies, mais que ce bénéfice est incertain, sachant que pour une vie sauvée d'autres, plus nombreuses, seront impactées, et le tout sans leur fournir l'information complète de cet état de fait ?

ATTENTION !

La décision de se soumettre à un dépistage doit se prendre avant tout examen mammographique. En effet, une fois le cancer trouvé, il est impossible de dire individuellement à la femme si cette découverte lui est utile ou pas. Trouver un cancer implique de facto l'intégration de la femme devenue patiente dans le parcours des examens complémentaires puis des traitements anticancéreux. Le médecin ne pourra que proposer les protocoles thérapeutiques en vigueur.

Pour la femme, se faire dépister est une sorte de contrat, et implique l'acceptation des résultats qui en découlent avec les traitements qui lui seront préconisés ; il lui sera difficile, voire impossible de s'y soustraire.

Comment le diagnostic gâche des années de vie

L'exemple de Marie, 52 ans

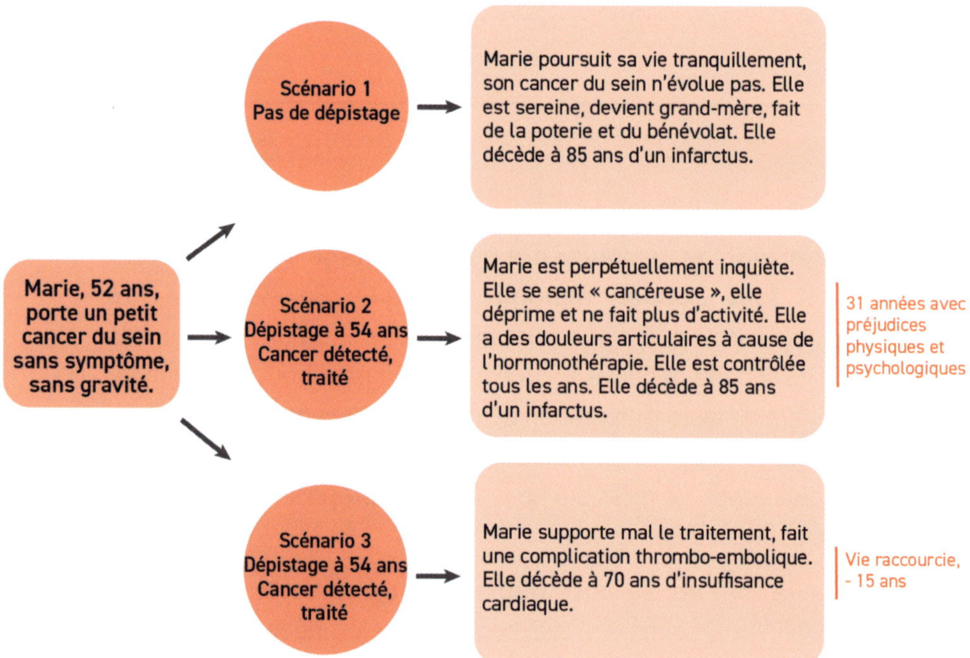

EN BREF ↘

LE DÉPISTAGE N'A PAS PRODUIT LES EFFETS ESCOMPTÉS.

Si on arrêtait le dépistage, la proportion des cancers graves augmenterait mais pas leur chiffre brut, pas leur taux réel.

Le dépistage donne l'illusion d'un bénéfice parce qu'il détecte beaucoup de petites tumeurs peu avancées mais une grande partie de ces détections est inutile.

Les décideurs politiques doivent réaliser que les dépistages, d'une manière générale, s'adressent à des gens *a priori* en bonne santé. Ils doivent permettre aux femmes d'accéder à une information neutre, complète et objective afin qu'elles puissent faire un choix éclairé.

Chapitre 13

« Comme nous avons un antécédent de cancer chez ma grand-mère maternelle lorsqu'elle avait 50 ans, le gynécologue de ma sœur lui a dit qu'elle devait se faire surveiller. Dès 40 ans au moins, et comme elle a 36 ans, il lui a dit : autant le faire dès maintenant car nous n'étions pas " à 4 ans près " ! »

Virginie S., 40 ans

Virginie est inquiète pour sa sœur, pour laquelle ces contrôles rapprochés sont devenus une source d'anxiété permanente. Le médecin traitant consulté et interrogé sur le sujet était indécis, mais le gynécologue de Virginie préconisait pour elle aussi des ***« contrôles rapprochés et plus fréquents »*** en lui expliquant que ***« plus tôt on commençait mieux c'était. »*** Mais Virginie se pose beaucoup de questions sur la pertinence de ce raisonnement.

Après un long entretien avec Virginie, sa mammographie ne lui sera pas faite. Comme nous le lui expliquons, nous sommes ici bien en dehors des recommandations officielles de la Haute Autorité de santé [114], souvent outrepassées, qui recommandent de ne pas réaliser cet examen en dehors des tranches d'âges officiellement prévues, chez des femmes saines, sans symptômes, sans sur-risque génétique :

« La HAS rappelle qu'en l'absence des facteurs de risque pour lesquels un dépistage spécifique du cancer du sein est recommandé, il n'y a pas lieu de réaliser une mammographie ou une échographie mammaire de dépistage en dehors de la tranche d'âge de participation au programme national de dépistage organisé, c'est-à-dire entre 50 et 74 ans. »

En effet, et c'est là l'un des effets collatéraux graves du surdiagnostic, dès lors qu'il y a un cas de cancer du sein dans une famille, cette dernière est souvent estampillée « à risque ».

Or, comme le dépistage produit de la maladie ainsi que du surdiagnostic, de plus en plus de femmes sont abusivement considérées comme « cancéreuses » et de nombreuses familles deviennent ainsi tout aussi abusivement « à risque ».

Le processus s'emballe : les femmes jeunes de ces familles sont appelées à se faire dépister le plus tôt possible avec tous les dangers que cela comporte, en les exposant elles-mêmes à un surdiagnostic dont la probabilité augmente avec le jeune âge.

On leur explique qu'elles présentent un « sur-risque », puisqu'un membre de leur famille a déjà eu un cancer. On les convainc aussi que se faire dépister, c'est se protéger sans leur préciser les effets néfastes de l'examen auxquels elles s'exposent.

Cette pression exercée sur ces femmes est, dans la majorité des cas que nous rencontrons en pratique radiologique, parfaitement injustifiée, surtout dans les situations, nombreuses, où le membre de la famille est parfois un membre éloigné, sans lien de parenté direct (une tante, une cousine...).

« C'est vrai que ma sœur, la pauvre, elle a déjà eu trois biopsies, toutes négatives... »

Cette femme se retrouve de facto avec l'étiquette « à risque ». Elle sera amenée à faire des mammographies très régulièrement et la probabilité que des images soient classées suspectes sera grande puisqu'elle est considérée comme « à risque ». Cette femme sera alors exposée à la réalisation d'investigations complémentaires (autres clichés mammographiques, échographies, IRM, biopsies), qui, bien souvent, s'avéreront négatives.

Toutes ces investigations auront été faites inutilement au prix d'un important stress. Ces fausses alertes sont fréquentes surtout chez la femme de moins de 50 ans (voir page 42).

Étiquette « à risque » = des examens en cascade

Les effets néfastes inhérents à une biopsie sont relativement faibles, mais ils existent. Il y a deux types de biopsies :

- la microbiopsie qu'on réalise sous échographie sur une lésion du sein bien ciblée, bien repérable. L'examen est très peu douloureux : on anesthésie au niveau de la peau le point d'entrée de l'aiguille, et, sous contrôle échographique, on réalise un « tir » dans la lésion incriminée pour retirer un fragment analysable ;
- La macrobiopsie s'effectue sous un appareil dédié, radiologique cette fois, aussi sous anesthésie locale ; elle permet de prélever un échantillon plus grand d'une lésion visible souvent uniquement en mammographie et de façon insuffisante en échographie,

comme le sont les calcifications par exemple, pour lesquelles seule la macrobiopsie sous contrôle radiologique pourra être faite. Parfois on peut ôter, lors de la procédure, le foyer de calcifications en totalité si celui-ci est suffisamment petit, pour pouvoir ensuite l'analyser. À la place de la zone de prélèvement on laisse parfois un petit clip de repérage permettant au chirurgien de retrouver la zone biopsiée, au cas où il y aurait besoin secondairement d'élargir la zone chirurgicale.

Ces examens sont bien maîtrisés et comportent peu d'effets néfastes, mais ils en comportent néanmoins. Le plus souvent, il peut s'agir d'un volumineux hématome, bien plus rarement d'une infection locale ou d'un abcès du sein. La perforation de la plèvre sous-jacente est vraiment rare mais peut arriver.

Quoi qu'il en soit, une biopsie est un acte invasif, et psychologiquement elle n'est pas anodine, surtout si une femme devra en connaître plusieurs au cours de sa vie en raison de seins denses, plus difficiles à analyser. L'attente des résultats est particulièrement angoissante ; elle est comprise, selon les zones géographiques et la proximité ou non de laboratoires d'analyses pathologiques, entre une à trois semaines.

« Pourquoi c'est un problème de faire des examens ? »

Globalement la répétition d'examens augmente le niveau d'anxiété de la femme. C'est lui imposer des contraintes d'organisation dans sa vie quotidienne et professionnelle.

Ce stress est subi avant, pendant et après les examens en l'attente de résultats ou lorsqu'une surveillance est préconisée, et il est porté par l'entourage familial, aussi.

Comme nous l'avons vu, c'est également exposer la femme à de multiples expériences de faux positifs.

Ensuite, c'est le risque des mammographies à répétition, c'est-à-dire l'administration répétée d'un rayonnement ionisant sur un organe radiosensible qu'est le sein. Cette pratique n'est pas anodine. Cessons de dire aux femmes que ce n'est « rien » ou « pas grand-chose ».

D'abord, « c'est ». Et ce qui « est » n'est pas rien ! Ensuite, le « pas grand-chose » en question est tout relatif puisque nul ne connaît à l'avance la radiosusceptibilité d'un individu [115] (cette susceptibilité individuelle est génétique).

Or, chez les femmes prédisposées génétiquement, une seule mammographie peut déjà induire un cancer.

La toxicité des rayons X n'est pas uniquement dépendante de la dose reçue par les tissus.

Selon les travaux des radiobiologistes, les microdoses *répétées* présentent une radiotoxicité plus élevée sur les brins d'ADN qu'une dose équivalente délivrée en une seule fois (les brins se cassent sous l'effet du rayonnement ionisant et n'ont le temps ni de se reformer ni de se réparer entre les différents clichés). Avec des cassures mal réparées, la cellule peut dégénérer en cellule cancéreuse.

Bien identifiée par le travail des radiobiologistes [116], la radiotoxicité est d'autant plus forte que les premières mammographies ont lieu tôt dans la vie d'une femme, que les examens sont fréquents et que l'on multiplie le nombre de clichés par séance.

Le risque est plus important chez les femmes porteuses de mutations favorisant le cancer du sein (BRCA1 ou BRCA2), femmes davantage radiosensibles, et qui souvent débutent les mammographies très jeunes. Mais même chez les femmes n'ayant pas de mutation particulière, il faut tout de même prendre en compte ce risque d'exposition aux faibles doses, surtout avant 50 ans où le sein est plus dense et nécessite des doses d'irradiation plus importantes que chez la femme ménopausée.

Par ailleurs, il faut prendre en compte le fait qu'une femme, dans son existence, subira probablement d'autres examens à rayons X, comme les scanners par exemple, et dont les doses se cumulent avec les examens mammographiques.

Aujourd'hui il n'y a aucune traçabilité des doses d'irradiation dues aux examens de diagnostic pour un patient, et l'Académie nationale de médecine s'est déjà émue de la croissance du nombre d'examens irradiants dans la population [117].

Pour résumer : un examen mammographique isolé, réalisé en cas de nécessité lors de l'apparition d'un signe clinique du sein est indiqué car il présente un avantage médical, il ne présentera pas de risque majeur par rapport au bénéfice pour la patiente. Le risque réside dans la répétition des examens et des clichés lors de chaque examen [118].

Quelques chiffres

L'unité d'exposition à une radiation ionisante est le Sievert, en abrégé Sv.
Cette unité exprime ce qu'on appelle la dose efficace reçue par les tissus, il s'agit d'une valeur de radioprotection mesurant l'impact sur les tissus biologiques d'une exposition ionisante.

Cette mesure tient compte de l'effet spécifique sur la matière qui a absorbé le rayonnement, une certaine dose n'ayant pas le même effet selon qu'elle traverse un cerveau ou une structure osseuse.

- Un Français reçoit au total une dose annuelle moyenne de l'ordre de 4,5 mSv, tout confondu (exposition naturelle et médicale, dont environ 60 % à 80 % de rayonnement naturel) [119].
- Entre 0,3 et 0,4 mSv ce qui correspond à 2 à 3 clichés par sein sont reçus en moyenne avec une mammographie numérique, technologie dont est dotée la très grande majorité des cabinets de radiologie en France. Cette dose correspond à environ un mois d'irradiation annuelle [120, 121].

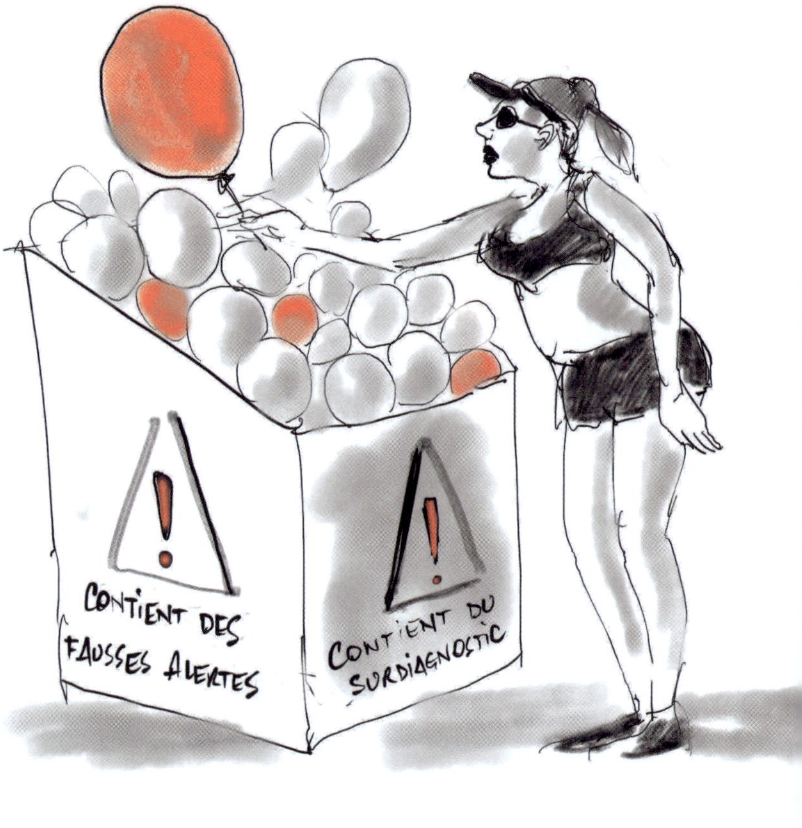

- Les cancers radio-induits[V] seraient responsables de 1 à 10 décès pour 100 000 femmes ayant une mammographie tous les deux ans à partir de 50 ans avec une irradiation standard[122].

Cela posé, le rapport de l'Institut de radioprotection et de sûreté nucléaire précise bien la chose suivante[123] : « ... les faibles doses efficaces, associées aux examens ne portant que sur une petite partie du corps – tels que les radiographies dentaires ou la mammographie par exemple –, ne doivent pas masquer que l'exposition locale, aux glandes salivaires ou à la glande mammaire dans le cas des exemples précités, peut être relativement élevée ». Ce qui signifie qu'il faut tenir compte du fait que cette dose est concentrée sur l'organe irradié.

L'argument selon lequel votre mammographie ne dépasserait pas la dose « d'un voyage en avion » comme souvent les patientes l'entendent est sentencieux et déplacé dans la mesure où on occulte plusieurs éléments importants qui sont :

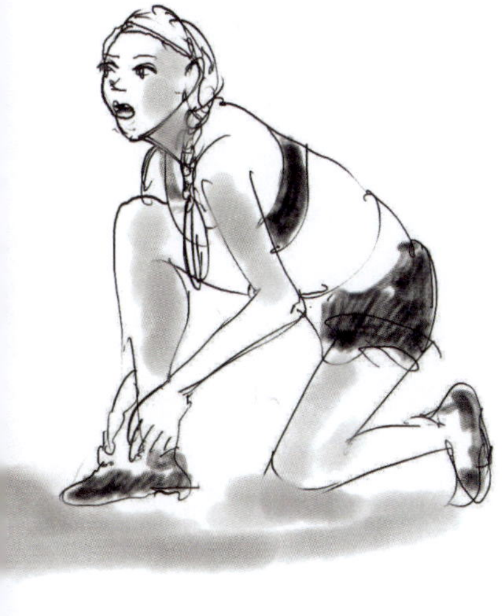

- le cumul des doses avec d'autres clichés (parfois des clichés agrandis ou localisés sont rajoutés à l'examen mammographique de base), le cumul avec d'autres expositions médicales et non médicales ;
- la radiosusceptibilité individuelle de chacune ;
- le fait qu'il n'y ait aucune logique à exposer de façon répétée une femme saine qui ne se plaint de rien et ne retire aucune utilité d'un examen réalisé « pour se rassurer ».

EN BREF ↘

Le surdiagnostic a un effet transgénérationnel et transforme abusivement des familles entières en « familles à risque ».

La conséquence est une surveillance à outrance non justifiée de la descendance féminine, de plus en plus tôt dans la vie, pouvant déboucher sur des examens répétés et angoissants.

LES EXAMENS RÉPÉTÉS AUGMENTENT LA PROBABILITÉ DE FAUX POSITIFS, D'IRRADIATIONS ET DE BIOPSIES INUTILES.

Le surdiagnostic s'autoentretient et se nourrit de lui-même, en légitimant toujours plus de dépistage.

Chapitre 14

« J'ai entendu Alexandra S. dire dans son émission à la radio qu'il faut faire des mammos plus tôt, bien avant 50 ans. On peut avoir le cancer très jeune ! »

Patricia de V., 35 ans

Patricia est une femme dynamique, pleine de projets professionnels et familiaux. On est au mois de janvier 2020, et elle a vu, comme des millions de spectateurs, une émission diffusée sur une chaîne de télévision de grande écoute : il s'agissait pour des stars de se déshabiller en public et de faire le show afin de sensibiliser la population à divers dépistages et de l'inciter à y participer[124]. Des stars en ont fait une ample promotion sur des chaînes de radio et dans des *talk-shows* télévisés à des heures de grande écoute.

Dans les jours qui ont suivi cette émission, les demandes de consultations et d'examens mammographiques ont tout d'un coup massivement augmenté, des femmes inquiètes insistant pour être vues rapidement. À présent, je dois discuter longuement avec cette jeune femme, aux dépens d'une consultation programmée qui accusera un retard important, pour être la plus pédagogique possible, la désangoisser et défaire les messages fallacieux qui ont été propagés sans aucun contrôle ni aucune précaution dans les médias de masse.

> « Une mammographie à 30 ans, quel est le problème ? Et d'ailleurs pourquoi plus du tout après 74 ans ? »

En médecine, il y a un grand principe qui s'appelle le *primum non nocere*, ce qui signifie d'abord ne pas nuire. Ce principe débouche, lors de toute décision médicale, sur l'examen de ce qu'on appelle la balance bénéfice-risque que nous avons déjà abordée page 118, c'est-à-dire l'équilibre entre les bienfaits d'un côté et les effets nocifs de l'autre. Le médecin évalue toujours, en fonction de la situation de santé de chaque individu, s'il y a pour celui-ci un bienfait (ou bénéfice) supérieur à un effet néfaste (ou dommage), lorsqu'il lui administre tel ou tel médicament, ou lorsqu'il soumet son patient à telle ou telle procédure de santé.

1 – Le cancer de la femme jeune n'est certes pas inexistant. Ma plus jeune patiente a 23 ans. Mais avant 30 ans, et même aux alentours de la trentaine, le cancer du sein est rare et n'implique pas que toute une population se fasse dépister dès l'âge de 20 ans. Si ce cancer apparaît chez une femme très jeune, il convient alors de rechercher une anomalie de type mutation ou une prédisposition génétique.

Comme on n'attend aucun bénéfice en termes de santé publique pour les femmes en dessous de 40 ans, on ne peut accepter d'exposer toute une population jeune aux effets secondaires du dépistage. Or, comme nous l'avons vu, la mammographie comporte des risques. L'irradiation sera importante en raison de la densité mammaire accrue chez la femme jeune, et l'interprétation de l'image sera plus difficile et sujette à des erreurs, avec de nombreux faux positifs exposant les femmes à encore davantage d'examens, plus nocifs que bénéfiques pour elles.

2 – Aux alentours de la quarantaine, le problème est plus complexe. À cet âge, sous l'influence des cycles et des modifications hormonales, le sein se modifie beaucoup. En faisant une mammographie tous les deux ans entre 40 et 49 ans, le nombre élevé d'images classées comme anormales conduirait à effectuer trop souvent des prélèvements, et parfois à plusieurs reprises, dans le parcours d'une même femme.

On estime que le dépistage avant 50 ans amènerait à réaliser une biopsie chez 1 femme sur 20, soit 5 fois plus que chez les femmes plus âgées, avec un risque accru de surdiagnostic et d'ablations chirurgicales de petits cancers qui n'auraient pas forcément évolué.
Autrement dit, plus le dépistage est précoce, plus ses avantages diminuent et ses inconvénients augmentent [125].

De plus, une importante étude (l'essai UK Age Trial) a livré des résultats récemment en août 2020 [126]. Les auteurs expliquent qu'au bout de 23 ans d'étude, les résultats ne montrent plus de diminution significative du nombre de décès par cancer du sein chez les femmes dépistées entre les âges de 40 et 49 ans : « Au total, il n'y a pas eu de réduction significative de la mortalité par cancer du sein dans le groupe d'intervention par rapport au groupe témoin ».[127]

3 – Le critère de la radiotoxicité est à prendre aussi en compte, nous avons abordé précédemment ce problème, souvent minimisé.

Chez la femme jeune, le sein est dense, demandant une irradiation plus intense pour « pénétrer » une glande plus opaque aux rayons X, et lorsqu'on discerne mal une image, il faut renouveler les clichés : en refaire, compléter par des clichés ciblés ou agrandis, ou sous d'autres angles, etc.

Répétons-le, la radiotoxicité est d'autant plus importante qu'on débute les examens à un jeune âge, qu'on augmente leur fréquence, qu'on multiplie le nombre de clichés par séance de mammographie. Une mammographie chaque année entre 40 et 80 ans augmenterait le risque de décès par cancer du sein d'environ 0,03 %, soit 20 à 25 décès pour 100 000 femmes[128].

Même si les cancers radio-induits sont rares, la femme qui en présentera un sera concernée à 100 %...

4 – Mais parlons aussi de la femme âgée. Pour la femme au-delà de 74 ans, le dépistage n'est plus recommandé du tout. Pourquoi ? Peu d'études ont été consacrées au dépistage chez les femmes âgées, mais l'étude des chercheurs de l'université de Leyden, sur les données des Pays-Bas, publiée en 2014 dans le *British Medical Journal*, permet de pallier cela[129]. Selon les auteurs, après 70 ans, le dépistage organisé du cancer du sein serait inutile. En effet, à cet âge, la pratique du dépistage n'améliore pas de façon significative la détection des cancers aux stades avancés, mais fait en revanche bondir le nombre de surdiagnostics et donc de surtraitements. Ces traitements inutiles entraînent un impact sur la santé trop important, et induisent de trop lourdes conséquences sur la santé de ces personnes âgées, qui supportent moins bien les effets secondaires des traitements chirurgicaux, des radiothérapies et des chimiothérapies.
C'est pourquoi dans aucun des pays où le dépistage du cancer du sein est pratiqué, il n'est recommandé chez les femmes de plus de 75 ans.

Rappelons aussi que le système immunitaire s'affaiblit avec l'âge. Ce qui suppose que l'on contracte davantage de cancers et de maladies infectieuses. Tous les organes s'épuisent et fonctionnent moins bien, les facultés de cicatrisation, de régénération tissulaire sont moindres, tout cela est à prendre en compte dans l'administration de traitements lourds.

Ainsi, pour toutes ces raisons, la plupart des programmes nationaux de dépistage, tout du moins en Europe[W], préconisent de le débuter seulement à partir de 50 ans, c'est-à-dire quand la femme est ménopausée, car la glande mammaire est plus facile à explorer, et la radiotoxicité ainsi que les fausses alertes de moindre probabilité.

Ces mêmes programmes ne le recommandent *jamais* chez les femmes plus âgées, même si une campagne malheureuse fut orchestrée en 2019 par le CNGOF (Collège national des gynécologues et obstétriciens français) avec la Ligue contre le cancer pour inciter les femmes âgées au dépistage[130]. Cette initiative allait tout à fait à l'encontre des recommandations et précautions à prendre pour cette population vulnérable, et ne devrait pas être renouvelée à l'avenir.

Recommandations de dépistage selon les pays et les tranches d'âge[131]

	Avant 40 ans	40 à 49 ans	50 à 74 ans	> 74 ans
USPSTF (États-Unis)	Non	La décision revient aux femmes	Oui (recommandation faible)	Non
GECSSP (Canada)	Non	Non (recommandation faible)	La décision revient aux femmes	Non
HAS, INCa (France)	Non	Non	Oui	Non
Concertation (France)	–	–	La décision revient aux femmes	–
Revue *Prescrire* (France)	Non	Non	Bénéfice faible et incertain La décision revient aux femmes	Non
Swiss medical board (Suisse)	–	–	La décision revient aux femmes	–

Tout ce qu'une personnalité médiatique avance n'est pas parole d'évangile.

D'une manière générale, il convient de se méfier des avis de profanes, comme de vedettes ayant un accès illimité aux médias divers, sur des sujets qu'ils ne maîtrisent pas, délivrant leurs opinions sans aucun garde-fou.

Les campagnes publicitaires d'Octobre Rose déplacent le débat dans le champ de l'affectif, barrant le passage à toute argumentation documentée qui nécessiterait un temps de pédagogie plus long.

EN BREF ↘

Attention aux campagnes médiatiques de promotion utilisant les stars et les personnages publics.

LES PROMOTEURS DES CAMPAGNES PUBLICITAIRES D'OCTOBRE ROSE DISPOSENT DE MULTIPLES MOYENS DE PERSUASION, au détriment d'une information neutre et équilibrée qui rendrait davantage service aux femmes.

Chapitre 15

« Mon gynéco exige que je passe une mammographie parce que je suis sous THS (traitement hormonal substitutif de la ménopause). Je veux continuer ce traitement qui m'aide, mais je refuse les rayons. »

Alberte A., 65 ans

Alberte est sous traitement hormonal substitutif. Elle y tient beaucoup parce que sans ce traitement, lui semble-t-il, elle n'aurait plus le même entrain. Elle veut rester active et « bien dans sa peau », mais elle refuse la mammographie. Son médecin insiste, mais elle se méfie des rayons.

« Les femmes sous THS sont-elles vraiment plus à risque ? »

Selon une étude récente publiée en 2019 dans *The Lancet*[132], le risque de cancer du sein serait accru chez les femmes qui suivent un traitement hormonal contre les effets de la ménopause. D'après l'étude, si ce sur-risque diminue après l'arrêt du traitement, il persiste néanmoins pendant au moins une dizaine d'années. Tous les traitements hormonaux de la ménopause sont associés à un risque accru, à l'exception des gels aux œstrogènes pour application locale. Le risque augmenterait aussi avec la durée du traitement – l'utilisation d'un THS pendant 10 ans entraînerait un excès de risque de cancer du sein environ deux fois plus élevé que le risque d'un traitement sur cinq ans seulement. À l'inverse, l'utilisation d'un THS pendant moins d'un an entraînerait peu de risque.

En 2002, une étude américaine avait déjà suggéré que le THS entraînait une augmentation du risque de cancer du sein. Mais elle fut très fortement contestée ensuite [133], notamment parce que les traitements substitutifs étudiés n'étaient pas ceux utilisés en Europe.

Puis, en 2003, une autre étude, anglaise celle-ci [134], menée de 1996 à 2001 auprès de plus d'un million de femmes ménopausées, âgées de 50 à 64 ans, montrait un sur-risque de cancer du sein sous THS même avec des traitements couramment utilisés en Europe. Le résultat de l'étude était que le risque de survenue de cancer du sein ainsi que le risque de décès lié à des cancers étaient plus importants chez les femmes traitées que chez les femmes non traitées.

Dans les années qui ont suivi cette polémique sur le THS, les prescriptions de ces traitements substitutifs de la ménopause ont nettement reculé [X]. Et il est vrai qu'on a observé une diminution de l'incidence de ce cancer vers 2004 [Y], date à laquelle on a cessé de prescrire à grande échelle le THS et sur de longues durées [135].

De ce fait en 2004, par précaution, la Haute Autorité de santé (HAS) a émis une recommandation qui est toujours en vigueur : le THS doit être prescrit sur une courte durée [136].

Il n'y a aucune préconisation d'examens radiologiques supplémentaires ou spécifiques pour la femme traitée par THS, mais la HAS demande l'intégration de toute femme traitée dans le programme de dépistage. Voilà ce qui est dit [137] :

- En cas de traitement hormonal substitutif ou traitement hormonal de la ménopause en cours
- En cas de prescription avant 50 ans et en l'absence de données suffisantes pour déterminer la balance bénéfice-risque de la mammographie, aucune surveillance radiologique spécifique n'est recommandée. En cas de prescription après 50 ans, aucune surveillance radiologique spécifique n'est recommandée. La femme doit être incitée à participer au programme national de dépistage organisé.

Par conséquent, le médecin, lorsqu'il prescrit le THS ou reconduit une prescription en cours, doit se conformer à cette recommandation sans quoi, en cas de survenue d'un cancer chez l'une de ses patientes sous THS, il pourrait être mis en cause devant un tribunal.

Vous lirez d'ailleurs, sur la notice du médicament que vous prenez dans le cadre de votre THS, la mention « mammographie suivant les recommandations en vigueur » ou équivalent. Autrement dit, selon les recommandations du laboratoire fabriquant lui-même, vous êtes censée participer au dépistage du cancer du sein.

« Pas de THS sans mammo ensuite ? »

Encore une fois, le THS n'est pas censé être prescrit sur de longues périodes !

Cela dit, même si, sur le plan légal, la mammographie est demandée tous les 2 ans, rien n'empêche la femme et son médecin de s'en affranchir s'ils sont tous les deux d'accord pour le faire.

Pour s'exempter de cette recommandation, le médecin doit disposer des données scientifiques lui permettant d'argumenter sa décision si nécessaire. Il devra également communiquer ces données à la femme consultante et s'assurer qu'elle a bien compris en quoi consiste, en l'occurrence, la balance bénéfice-risque dans le cadre de son THS et pour ce qui concerne la mammographie qu'elle ne souhaite pas effectuer.

Ce non-respect des recommandations officielles ne se fait pas à la légère. La décision doit être mûrie. Le médecin doit prendre le temps d'informer très clairement la femme et prendre toutes ses précautions en gardant à l'esprit que nous vivons dans une société où les procédures judiciaires sont croissantes.

Même s'il a bien informé sa patiente, il faut bien reconnaître qu'il est difficile pour lui de garder sa sérénité en cas de prescription non conforme, dont il portera, lui seul, l'unique responsabilité.

EN BREF ↘

LORS DE LA DEMANDE DE PRESCRIPTION DE THS, CELLE-CI EST TRÈS ENCADRÉE ET LA MAMMOGRAPHIE EST IMPOSÉE DANS CE CONTEXTE ;

la responsabilité médicale est supportée par le médecin seul.

Le médecin s'expose à des poursuites judiciaires en cas de non-respect des recommandations et en cas de survenue d'un cancer du sein. La non-pratique de la mammographie lui sera alors reprochée devant un tribunal.

Chapitre 16

« Bon alors, à 50 ans voilà mon cadeau : des rendez-vous à prendre pour les dépistages du cancer du côlon et du sein. Je suis bien obligée à présent, plus de reculade ! »

Éliane P., 50 ans

Éliane a reçu sa première convocation au dépistage quasiment le jour de son anniversaire et elle a pris rendez-vous au cabinet pour effectuer sa première mammographie.

Sachez que la mammographie n'a aucun caractère obligatoire. Vous pouvez dire « oui » ou « non » au dépistage mammographique. Dans certaines régions, c'est vrai, les femmes sont « relancées » à outrance, ce qui laisse songeur sur le terme « d'invitation » utilisé sur les sites officiels, mais vous n'êtes absolument pas obligée d'obtempérer et avez le droit de refuser ce dispositif.

Il n'est pas « irresponsable » de résister aux incitations qui émanent d'associations régionales organisant le dépistage, de leaders d'opinion dont la carrière s'est construite sur le dépistage, ou encore d'Octobre Rose sous l'influence de slogans simplistes et infantilisants.

En l'absence de dépistage, la plupart des formes de cancer du sein sont traitables lorsqu'elles se déclarent, et d'autres, plus rares mais plus graves, ne le seront pas, qu'elles aient été dépistées ou non.

La décision de ne pas se faire dépister ne va pas être fatalement suivie de l'apparition de la maladie, n'en déplaise aux émetteurs de menaces adressées aux femmes. (« Si vous ne vous faites pas dépister, ne venez pas vous plaindre après quand vous serez malade. »)

Ce genre de prévisions de Cassandre mal intentionnées est pénible, car si cela se produit par malheur, si jamais un cancer vient à se déclarer chez une femme qui a choisi de ne pas se faire dépister, alors cet évènement indésirable sera éprouvant sur le plan émotionnel pour la patiente constamment culpabilisée.

Inversement, la décision d'une femme de procéder à un dépistage ayant entraîné des examens complémentaires multiples, des biopsies et des traitements possiblement inutiles sera émotionnellement moins lourde, car légitimée par la conviction inébranlable d'un dépistage réalisé à bon escient, sous-tendue par les messages fallacieux et exagérés de la société, des médias et du corps médical. (« Heureusement qu'on l'a fait parce que sinon vous ne seriez plus là pour en parler »).

Libre à vous donc de choisir de participer ou non en connaissance de cause : le dépistage ne peut prévenir une maladie grave (voir page 18 sur la prévention.) En revanche, il peut vous exposer à de multiples effets secondaires.

La position de l'OMS

L'Organisation mondiale de la santé a jugé bon, en 2020, d'éditer un manuel sur les dépistages visant à mieux mettre en évidence la balance bénéfice-risque des programmes proposés aux populations : Guide succinct – Accroître l'efficacité et optimiser le rapport entre bénéfices et effets nocifs [138].

L'OMS y parle du surdiagnostic, du biais d'avance au diagnostic (pages 16 à 18, 38, 47 et 58) et rappelle les principes de précaution, d'honnêteté et de transparence qui impliquent de prendre en compte les effets néfastes du dépistage et d'en assurer une communication claire au patient, principes qui doivent primer sur l'objectif de faire participer aveuglément un maximum de personnes.

Sur le plan éthique, l'OMS rappelle aux responsables politiques, page 19 de son rapport, que les « effets nocifs supportés par les personnes en bonne santé ne sont pas justifiés même s'il y a bénéfice pour d'autres [...] La non-malfaisance implique de ne pas porter préjudice aux personnes. »

On ne peut donc pas accepter, sous prétexte que le dépistage sauverait une femme sur 2 000 en 10 ans, de faire porter en contrepartie un préjudice à 200 autres femmes (les fausses alertes), et à encore 10 autres femmes (les surdiagnostics). Cela est éthiquement indéfendable.

Sur l'information à délivrer, l'OMS stipule, page 37 de son rapport, que « les programmes de dépistage doivent fournir des informations impartiales et faciles à comprendre, de sorte que les personnes puissent prendre des décisions éclairées sur leur participation au dépistage. »

« Les informations doivent être accessibles à toute la population dépistée, et les matériels doivent être accessibles dans différentes langues et différents formats, tels que des impressions en gros caractères. »

À titre d'exemples, voici quelques visuels colorés dont parle l'OMS, provenant d'autres pays ou de publications scientifiques, que vous pouvez également retrouver dans le rapport final de la concertation citoyenne sur le dépistage (page 156)[139].

Canada (Agence de la santé publique du Canada)[140]

« Soit 1 000 femmes de 50 ans qui s'engagent dans le dépistage et qui y participent une fois tous les deux ans pendant une période de 20 ans. Qu'arriverait-il ? Nous avons constaté qu'elles obtiendront généralement les résultats suivants : »

QUELLE SERA ALORS LA PROBABILITÉ DE MOURIR DU CANCER DU SEIN ?

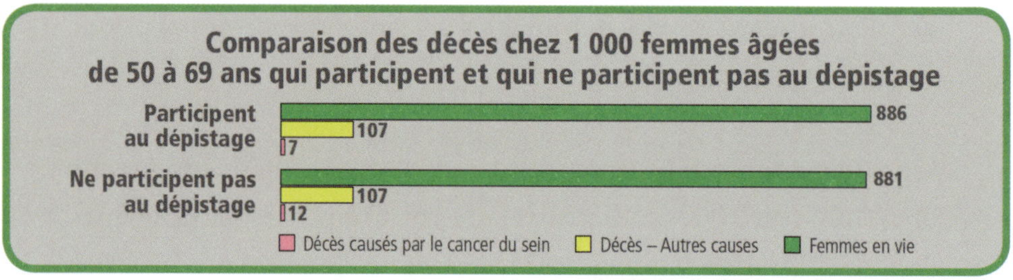

Les barres indiquent que le dépistage permet d'éviter cinq décès attribuables au cancer du sein chez 1 000 femmes âgées de 50 à 69 ans qui participent au dépistage une fois tous les deux ans.

À l'échelle canadienne, les autorités de la santé recommandent que les femmes âgées de 50 à 69 ans subissent une mammographie de dépistage du cancer du sein une fois tous les deux ans.

Canada (Groupe d'étude canadien sur les soins de santé préventifs)[141]

Groupe d'étude canadien sur les soins de santé préventifs

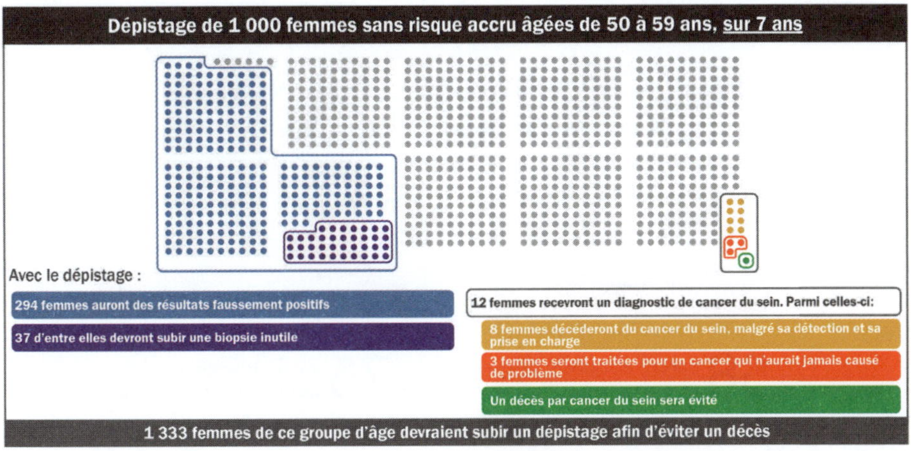

États-Unis (*Journal of the American Medical Association* – JAMA, « la page du patient ») [142]

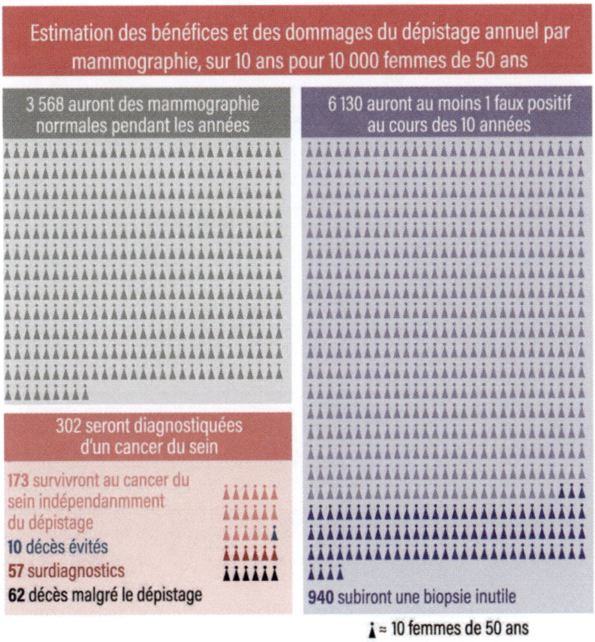

L'OMS elle-même, dans son manuel, page 38, produit un visuel sur la base des données du Cancer Research UK (centre britannique de recherche et association caritative de lutte contre le cancer)[143].

Royaume-Uni (Cancer Research UK)

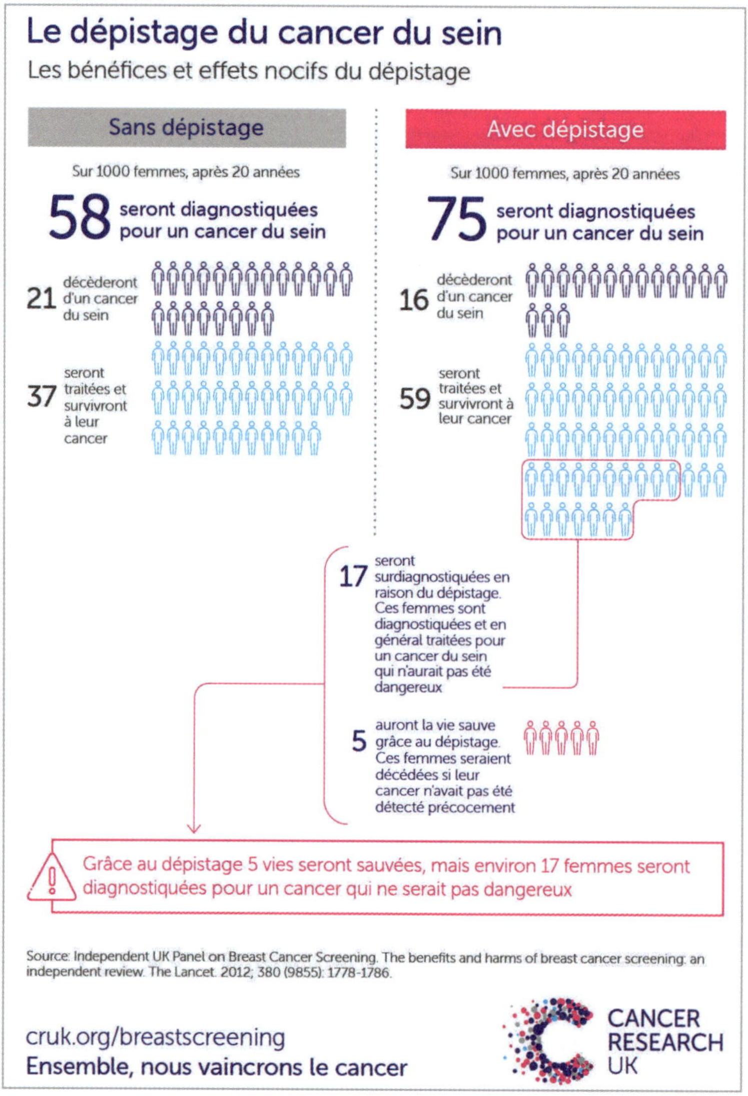

En France, à ce jour (juillet 2021), l'INCa, l'Institut national du cancer ne donne toujours pas aux femmes une information complète précisant clairement les bénéfices et les risques du dépistage.

Seules la revue *Prescrire* et l'association Cancer Rose, dont je suis la présidente, communiquent en ce sens. Notre objectif : vous aider à prendre une décision qui vous sera propre.

France (Cancer Rose)[144]

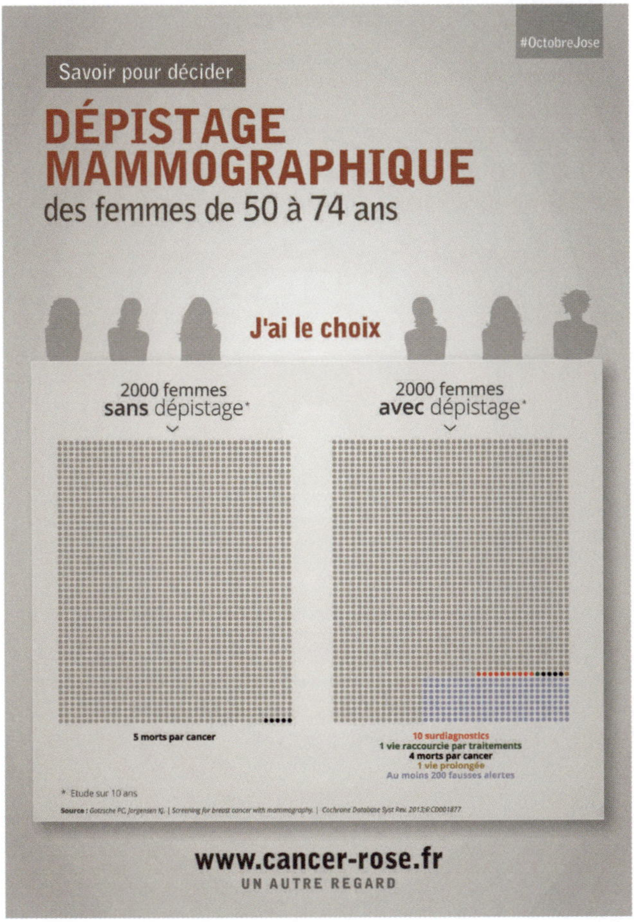

L'association Cancer Rose a publié un outil d'aide à la décision (OAD) sur son site Internet. Vous pouvez le consulter en scannant ce QR code. Vous pouvez aussi le télécharger et l'imprimer.

MAINTENANT QUE VOUS ÊTES INFORMÉE, LIBRE À VOUS DE PARTICIPER OU PAS AU DÉPISTAGE.

Conclusion

En 2015 une concertation citoyenne et scientifique sur le dépistage du cancer du sein a été initiée par Madame la Ministre de l'époque, Marisol Touraine, dont le verdict final fut rendu en 2016.

Les citoyennes s'exprimèrent sans ambiguïté, et outre la demande de l'arrêt du dépistage tel qu'il est pratiqué actuellement, elles revendiquaient aussi une information loyale et neutre, dénuée des messages « roses » incitatifs [Z, 145] .

Les droits des femmes ont toujours été difficilement acquis, et restent souvent fragiles si on n'y prend garde. Il semble qu'en matière de santé également leurs choix personnels doivent s'accompagner d'une menace. Avant d'accéder à l'information juste et loyale, la femme doit franchir de constants obstacles pour pouvoir prendre une décision libre et éclairée.

Obstacle majeur : la manipulation

Pour preuve, au début du mois de juillet 2020 est paru un article scientifique expliquant comment manipuler les femmes de façon efficace afin de forcer leur participation au dépistage organisé du cancer du sein par mammographie sous le titre : «Une expérience de terrain sur le formatage des lettres d'invitation au dépistage du cancer du sein [146,147] ».

Les auteurs se félicitaient du résultat de l'étude faite sur un échantillon de femmes. En voici quelques extraits...

« *Notre lettre d'invitation de base* (lettre d'invitation au dépistage) *ne contient aucune information sur les conséquences du dépistage.* »

« *Nous montrons qu'un message encadré négativement (contenant uniquement des prédictions négatives dans le cas de non-soumission au dépistage), qui ajoute à la lettre d'invitation initiale des informations "bon marché", sous la forme de déclarations brèves et générales sur les conséquences du dépistage, est susceptible d'améliorer le taux de participation.* »

« ... *l'effet de la manipulation (sic) que nous proposons est plus fort pour les sujets identifiés par la littérature comme présentant un risque élevé de non-participation, tels que [...] les personnes peu instruites* [...]. »

Et plus loin dans le texte, la manipulation décrite est justifiée pour qu'on « *limite la surcharge cognitive des femmes* ».

Vous avez bien lu. Les femmes moins bien instruites et adroitement manipulées participeront plus docilement que des femmes auxquelles on a exposé les tenants et aboutissants d'un dépistage [148].

Toujours dans l'actualité de cette année et alors que nous écrivons ces lignes, l'Institut national du cancer organise une sorte de « consultation citoyenne » en ligne devant aboutir à plusieurs propositions concrètes pour une stratégie décennale de lutte contre le cancer [149].

Une mesure[150], retenue dans la stratégie du nouveau « plan cancer » 2021-2030[151] (p. 21), a attiré notre attention : c'est l'idée d'un « consentement acheté ». En voici le libellé : « *Expérimenter des incitatifs matériels pour faciliter la participation des personnes au dépistage* ». « *Les mécanismes incitatifs, tels que la motivation financière ou le défraiement des personnes (transport, garde d'enfant, travail), très peu utilisés jusqu'ici seront expérimentés pour évaluer leur apport dans le développement de la participation au programme.* »

Encore et toujours, faisant fi des demandes citoyennes de 2016 sur une information juste et honnête, les femmes restent, de la part d'instituts officiels et de scientifiques, prisonnières d'une vision qui en fait des êtres immatures, incapables de prendre des décisions personnelles ; seuls manipulation et consentement tarifé pourront les orienter dans le droit chemin. Et nous sommes en 2020 !

Les techniques d'influence et de manipulations diverses ont été classées et très bien décrites dans une publication récente[152]. Parmi les brochures peu vertueuses, manipulant les données scientifiques, la brochure de l'INCa[153] est citée à plusieurs reprises pour présentation trompeuse des statistiques et représentation erronée des dommages par rapport aux bénéfices du dépistage (tableaux 5 et 6 dans le fichier de l'annexe de la publication). Cela montre que même les organes officiels nationaux ne reculent devant aucune méthode, même non éthique, pour accroître la participation des femmes.

Nous retrouvons en France les autres techniques d'influence énumérées par les chercheurs : appels à la peur en mettant l'accent sur l'incertitude et la mort, mise en scène et soutien des dépistages par des célébrités, incitations financières des médecins avec des primes sur objectifs de santé publique liées au taux de participation des femmes. Le recours à ces types d'influence est éthiquement douteux dans les programmes de dépistage du cancer du sein particulièrement, où le rapport bénéfice-risque est complexe et scientifiquement contesté, alors que le respect de l'autonomie du patient et de son choix éclairé doit être une priorité.

Le problème de la surmédicalisation

Mais la vigilance que les femmes doivent déployer indéfiniment pour rester maîtresses de leur santé s'inscrit dans un cadre plus large d'une évolution préoccupante de notre médecine postmoderne, hypertechnologique, dont les examens de routine programmés sont autant de couperets ritualisés dans le parcours de l'individu, créateurs de morbidité, d'angoisse de maladie et de mal-être.

Si la technologie a globalement amélioré les soins de santé, ses progrès ne sont pas sans inconvénient ni sans coût, ce qu'identifie fort bien une publication de 2019 dénonçant ce que les auteurs appellent les « cascades médicales », c'est-à-dire la succession invraisemblable d'examens inutiles souvent, qui suit la découverte fortuite d'une « anomalie » lors d'un test médical [154].

La cascade conduit inéluctablement à toujours plus d'examens, de prélèvements, de suivis et d'investigations, n'apporte pas grand-chose au patient, ne débouche sur aucune amélioration particulière en termes de gain de mortalité et expose ainsi aux problèmes des fausses alertes et des surdiagnostics.

Près de 90 % des médecins interrogés dans l'étude ont répondu que la pratique médicale « protocolée » imposée, notamment les tests de dépistage, entraînaient des découvertes fortuites lesquelles occasionnaient des « bourbiers » d'évaluations coûteuses, et tout cela sans apporter de résultat exploitable ou significatif, mais aboutissant à des suivis sans fin.

Ce phénomène inhérent à la pratique médicale est très certainement aggravé par les attentes culturelles dans notre monde occidental. Le grand public est inondé de campagnes de sensibilisation sur les maladies à peu près chaque mois sans relâche, mais il n'y a pas de mois de « sensibilisation à la surmédicalisation ».

Cette attente culturelle renforce l'illusion selon laquelle les personnes en bonne santé ont besoin de soins de santé, faisant fi de la iatrogénie[a] qui, ne l'oublions pas, est une des causes majeures de mortalité dans le monde, à côté des maladies cardio-vasculaires et des maladies cancéreuses[155]. Et cette iatrogénie n'est jamais comptabilisée dans les erreurs médicales....

La pression médiatique en ce sens est majeure envers les femmes au fil des campagnes roses infantilisantes qu'elles subissent de plein fouet, et de prises de position médiatiques de stars s'engageant pour « la bonne cause » avec un contenu informatif inexistant.

La véritable prévention

La véritable prévention – pas celle qui augmente la morbidité chez les bien-portants en prenant le problème par le mauvais bout de la lorgnette –, c'est celle qui se fait en amont, celle qui diminue véritablement la probabilité de contracter des maladies chroniques. Cette véritable prévention n'est pas à trouver dans le dépistage. On sait d'une manière générale que les mesures réellement fortes avec un impact

a – Iatrogénie : maladie induite par les traitements ou les procédures médicales elles-mêmes.

fort seraient celles de la lutte active contre la consommation d'alcool et de tabac. En réduisant massivement ces deux facteurs de risque, on obtiendrait des résultats de santé publique importants, comme le souligne un excellent article récemment paru de John Horgan, journaliste scientifique [156,157]. Selon l'auteur, ce qu'on constate en examinant les populations, c'est une augmentation ou une baisse des décès par cancer évoluant parallèlement à l'augmentation et la baisse du tabagisme, avec un décalage de quelques décennies. Le tabagisme augmente le risque pour de nombreux cancers mais surtout celui du cancer du poumon qui est de loin le plus grand tueur, et qui concerne les femmes aussi ; il est responsable de davantage de décès que le cancer du côlon, du sein et de la prostate réunis.

On estime que s'il n'y avait eu aucune réduction du tabagisme dans les dernières décennies, il n'y aurait eu pratiquement aucune réduction de la mortalité globale par cancer, ni chez les hommes ni chez les femmes, depuis le début des années 1990. Il faut donc nous recentrer sur les vrais enjeux de santé publique.

Quoi qu'il en soit, il ressort d'autres études supplémentaires récentes [158] que les promoteurs du dépistage mammographique ne devraient plus avoir le droit de diffuser la fable selon laquelle le dépistage « sauve des vies » : une femme entrant dans la procédure du dépistage ne peut en aucun cas s'attendre à échapper à un cancer d'emblée agressif ou à voir sa mortalité diminuer du fait de la détection précoce. En revanche, elle prend à coup sûr le risque imprévisible et non maîtrisé de s'exposer à une maladie qu'elle n'aurait jamais connue sans lui.

Que voulons-nous ? Vers quoi allons-nous ? Pour quoi courons-nous ? Pour une égalité dans l'absurdité d'une médecine intrusive avec consentements rémunérés, manipulations et désinformation ?

Ou on réfléchit ensemble sur l'information à donner, et sur la pertinence des dépistages pour la collectivité ?

Le véritable bien public à défendre et pour lequel il serait utile de courir vraiment, c'est...

une bonne information loyale afin de sauvegarder cette ressource unique, précieuse et non inépuisable que nous possédons : la santé, vulnérable et très dépendante de nos propres décisions.

À moins que nous préférions que ce soit la technologie médicale qui définisse la « normalité humaine » et décide, en la formatant et la numérisant, de notre condition humaine.

Notes générales

Chapitre 1 :

A. Selon une expertise du Centre international de recherche sur le cancer (CIRC) menée en 2005 et actualisée en 2012, les pilules combinées entraîneraient une légère hausse du risque de cancers du sein, du col de l'utérus et du foie.
https://www.e-cancer.fr/Comprendre-prevenir-depister/Reduire-les-risques-de-cancer/Traitements-hormonaux/Pilules-contraceptives

B. Concernant le tabac, les études sont contradictoires. Certaines ne montrent pas de lien direct mais elles doivent être considérées avec prudence car elles émanent de cigarettiers qui ont intérêt à minimiser l'impact du tabagisme **(1), (2)**.

C. « Tous les types de THS, à l'exception des œstrogènes vaginaux, étaient associés à un excès de risque de cancer du sein, qui augmente régulièrement avec la durée d'utilisation et est plus important dans le cas d'associations œstrogènes-progestatifs que dans le cas de préparations à base d'œstrogènes seuls » **(3)**.
Le risque augmente aussi avec la durée du traitement.

(1) Comité national contre le tabagisme, CNCT. Une nouvelle étude révèle la duplicité des compagnies de tabac. In : *CNCT*. [En ligne : https://cnct.fr/ressource/actualites/une-nouvelle-etude-revele-la-duplicite-des-compagnies-de-tabac/]. Consulté le 8 mai 202.

(2) Glover-Bondeau A.-S. Aides et conseils pour arrêter de fumer. HNB : les modèles récents de l'industrie du tabac. In : *Stop-tabac* [En ligne : https://www.stop-tabac.ch/fr/e-cigarette-et-tabac-chauffe-3/les-produits-de-tabac-chauffes/un-marche-domine-par-l-industrie]. Consulté le 9 mai 2021.

(3) Collaborative Group on Hormonal Factors in Breast Cancer. Type and timing of menopausal hormone therapy and breast cancer risk: individual participant meta-analysis of the worldwide epidemiological evidence. *The Lancet*. 2019; 394(10204), 11591168.

Chapitre 2 :

D. Incidence du cancer du sein en Angleterre et aux Pays-Bas. En Angleterre, les données d'incidence du cancer du sein sont publiques, consultables facilement, et inventoriées selon les classes d'âge **(1)**.

En Angleterre le dépistage des femmes de 50 à 65 ans était déjà en cours depuis 1989. Entre 2002 et 2003, il fut étendu à la tranche d'âge des 65-69 ans (courbe rouge, voir figure A ci-contre).
Le pic d'augmentation de l'incidence à ce moment précis est absolument manifeste chez les 65-69 ans et témoigne que le fait même de dépister entraîne l'apparition de plus de cancers, et ce d'autant plus intensément qu'on dépiste.

On retrouve ces courbes dans le rapport dit « rapport Marmot » **(2)**. Ce rapport est une évaluation du programme de dépistage fait en Angleterre en 2012 et publié en 2013 par un panel d'experts (Cancer Research UK et le Department of Health).
Les deux pics d'incidence qui coïncident avec l'introduction du dépistage apparaissent nettement, l'un pour les femmes de 50 à 64 ans dès 1989, et l'autre pour les femmes de 65 à 69 ans entre 2002 et 2003 (voir figure B ci-contre).

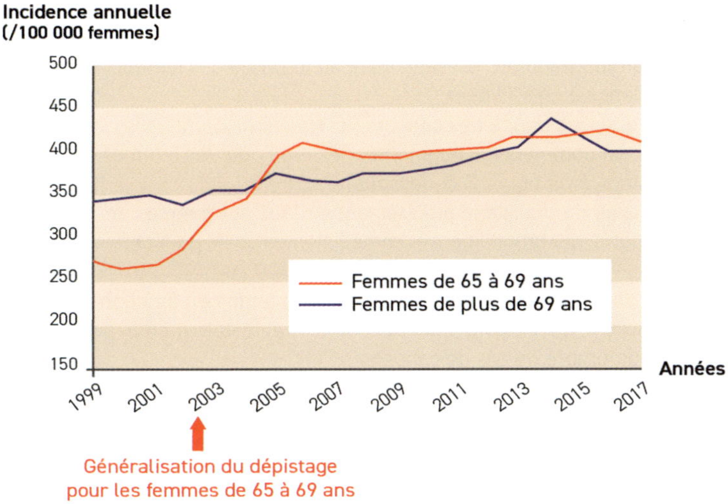

Fig. A - Évolution de l'incidence annuelle des cancers du sein en Angleterre, selon les classes d'âge

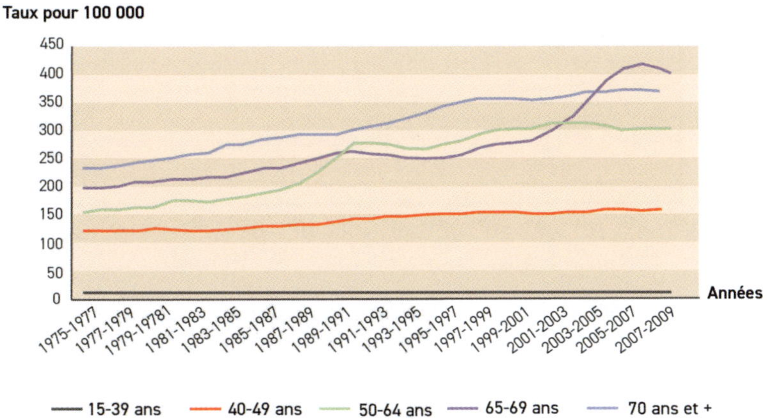

Fig. B - Taux d'incidence du cancer du sein standardisé Europe pour 100 000 femmes, par tranche d'âge, Grande-Bretagne

Commentaire des auteurs de l'étude **(3)** : « Comme dans la plupart des pays, l'introduction du programme de dépistage pour les femmes âgées de 50 à 64 ans en 1988 et celles âgées de 65 à 70 ans en 2001 a entraîné une augmentation supplémentaire de l'incidence du cancer du sein. »

Citons une autre étude de grande ampleur, mais réalisée aux Pays-Bas cette fois **(4)**. Dans ce pays, de 1989 à 1996, les femmes âgées de 50 à 69 ans ont été invitées au dépistage par mammographie. C'est seulement en 1997 que des femmes âgées de 70 à 75 ans ont commencé à être invitées.

On voit bien que l'incidence des cancers (ici spécifiquement celle des cancers de stades peu avancés) commence à augmenter dès 1990 pour les femmes de 50-69 ans invitées au dépistage (voir figure C ci-dessous).

Et dès l'extension du dépistage précisément en 1997 aux femmes de 70-75 ans, on voit l'incidence augmenter brutalement et immédiatement juste pour cette tranche d'âge.

La comparaison de l'évolution de l'incidence au fil du temps en fonction de l'intensité du dépistage montre qu'il existe une relation entre le fait même de dépister et l'augmentation du nombre de cas de cancers.

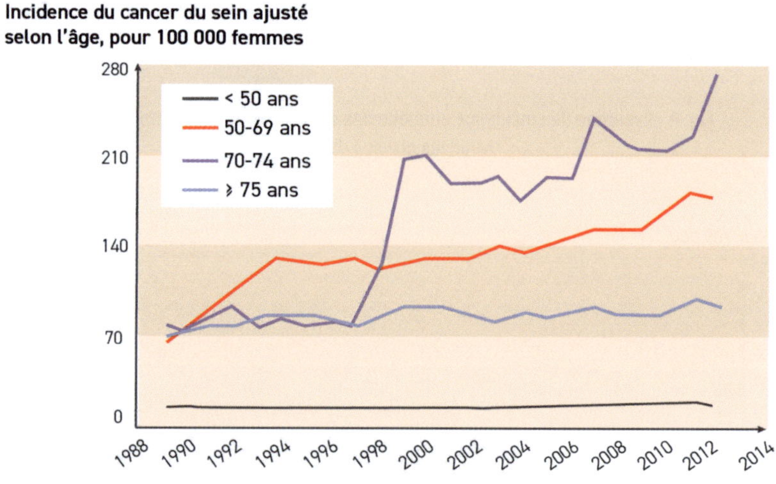

Fig. C - Évolution de l'incidence du cancer du sein de stade 1 ajustée selon l'âge chez les femmes par groupe d'âge aux Pays-Bas, 1989 à 2012 (5)

(1) Office for National Statistics. Cancer registration statistics, England, 2017. [En ligne : https://www.ons.gov.uk/peoplepopulationandcommunity/healthandsocialcare/conditionsanddiseases/bulletins/cancerregistrationstatisticsengland/2017]. Consulté le 12 mai 2021.

(2) Independent UK Panel on Breast Cancer Screening. The benefits and harms of breast cancer screening: an independent review. *Lancet Lond Engl.* 17 nov 2012; 380(9855): 1778-86.

(3) Independent UK Panel on Breast Cancer Screening. The benefits and harms of breast cancer screening: an independent review. *Lancet Lond Engl.* 2012; 380(9855): 1778-86, Figure 1A, page 2208.

(4) Autier P., *et al.* Effectiveness of and overdiagnosis from mammography screening in the Netherlands: population based study. *BMJ.* Dec 2017; 359: j5224.

(5) Autier P., *et al.* Effectiveness of and overdiagnosis from mammography screening in the Netherlands: population based study. *BMJ.* 2017; 359: j5224, Figure 5, page 5.

E. Une échelle de gravité d'un cancer du sein en était établie, on y distingue cinq stades :
Stade 0 : cancer du sein *in situ* ou non invasif.
Stade I : cancer invasif de moins de 2 cm, sans ganglions envahis.
Stade II : cancer de 2 à 5 cm, ou qui a atteint 3 ganglions au moins.
Stade III : la tumeur mesure plus de 5 cm ou plus de 4 ganglions sont atteints.
Stade IV : cancer avancé métastatique, propagation dans d'autres organes.

F. Selon Jørgensen *et al.* : « Le dépistage n'a pas été associé à une incidence plus faible de tumeurs avancées » dans Jørgensen *et al.* Breast Cancer Screening in Denmark: A Cohort Study of Tumor Size and Overdiagnosis. *Ann Intern Med.* 2017; 166(5): 313-23.

Selon Harding *et al.* 2015 « le résultat le plus clair du dépistage par mammographie est le diagnostic de petits cancers supplémentaires. De plus, il n'y a pas de baisse concomitante de la détection de cancers plus importants, ce qui pourrait expliquer l'absence de toute différence significative dans le taux global de décès par maladie » dans Harding *et al.* Breast Cancer Screening, Incidence, and Mortality Across US Counties. *JAMA Intern Med.* 2015; 175(9): 1483-9.

Chapitre 3 :

G. Collaboration Cochrane (actuellement organisation Cochrane) est une organisation à but non lucratif composée de chercheurs volontaires, internationaux et indépendants de tous liens d'intérêts financiers avec l'industrie pharmaceutique. Cette collaboration a pour but d'organiser de manière systématique les informations et les données scientifiques dans la recherche médicale, fondées sur des essais cliniques correctement menés. Les données scientifiquement validées sont résumées de manière accessible et publiées dans la bibliothèque Cochrane (Cochrane library).
https://www.cochranelibrary.com

H. *Prescrire* édite une revue mensuelle papier et numérique, avec une édition en anglais. Organisme agréé pour le développement professionnel continu, *Prescrire* propose aussi des formations et des programmes d'amélioration des pratiques professionnelles spécialement adaptés aux besoins des professionnels de santé. À but non lucratif, *Prescrire* est financé à 100 % par les abonnés, sans aucune ressource publicitaire ni subvention.
https://www.prescrire.org/Fr/12/32/0/0/About.aspx

Chapitre 4 :

I. Présentation de Catherine Hill lors de son audition par le comité d'orientation de la concertation citoyenne et scientifique sur le dépistage (17 décembre 2015) dans Rapport du comité d'orientation : p. 17 et p. 78.
http://www.concertation-depistage.fr/wp-content/uploads/2016/10/depistage-cancer-sein-rapport-concertation-sept-2016.pdf

J. Un essai randomisé est considéré comme le « gold standard » des études cliniques. Il s'agit de répartir les sujets examinés au hasard dans deux groupes, à l'aveugle, et dont on comparera ensuite les résultats : un groupe sur lequel le procédé étudié (ici le dépistage) n'est pas appliqué, c'est le groupe témoin, et le groupe sur lequel le procédé est appliqué, c'est le groupe testé.

K. Un peu d'histoire...

De 1970 à 1980.
Dans divers pays (Norvège, Danemark, Canada, New York, Suède) des femmes ont été incluses dans des études expérimentales, ce qu'on appelle des essais. Ces essais consistaient à comparer tout simplement le devenir de femmes dépistées à celui de femmes non dépistées. À l'époque c'était possible, les femmes n'ayant jamais été radiographiées au niveau des seins. On disposait de ce qu'on peut appeler des « cohortes pures ». Ces études montraient une soi-disant formidable diminution de mortalité grâce au dépistage, jusqu'à 30 % de moins de risque de décéder d'un cancer du sein. Le résultat semblait enthousiasmant. Or ces premières expériences comportaient de bien nombreux biais, c'est-à-dire des irrégularités dans la méthode, dans la répartition des femmes entre les deux groupes et dans les analyses statistiques. La méthodologie n'obéissait pas aux critères de qualité actuels. Les résultats les meilleurs étaient obtenus avec les moins bonnes mammographies. D'ailleurs, aucun des appareils utilisés alors n'obtiendrait l'agrément pour être utilisé de nos jours.

De 1992 à 2000
Les publications victorieuses se multiplient avec un écho médiatique et social important, à la fois vers les femmes, les médecins et les gouvernements.

De 2000 à 2001
Peter Gøtzsche et Ole Olsen, deux chercheurs indépendants nordiques procèdent, en 2000-2001, à une méta-analyse selon la méthodologie de la collaboration Cochrane à laquelle ils appartiennent.

Et c'est un choc, car en combinant les meilleurs essais, il apparaît qu'il n'existe aucune différence statistiquement significative de mortalité entre les femmes dépistées et les non dépistées : « il n'y a aucune preuve fiable que le dépistage diminue la mortalité par cancer du sein », conclut l'étude **(1)**.

Cette conclusion est confirmée plus tard par la revue indépendante *Prescrire* en 2006 **(2)**.

Malheureusement pour ces chercheurs, ils n'eurent pas l'autorisation de publier leurs résultats parmi les revues Cochrane, sauf à la condition d'inclure même les essais biaisés, afin d'améliorer les résultats. À la suite de longues négociations, en 2009, les chercheurs Peter Gøtzsche et Margrethe Nielsen estiment que, si tous les essais y compris les plus mauvais sont inclus dans la méta-analyse, alors le dépistage est susceptible de réduire la mortalité par cancer du sein de 15 %, ce qui n'est malgré tout qu'un très maigre et supposé bénéfice **(3)**.

En 2005, le statisticien norvégien Per-Henrik Zahl, faisant aussi partie de la collaboration Cochrane, soulève le problème de discordances entre des études valorisant une diminution de mortalité avec les données du registre officiel du cancer suédois. Il y aurait davantage de décès déclarés dans le groupe non dépisté et des décès manquants dans le groupe dépisté. Le chercheur propose à la revue médicale The Lancet un article sur ces discordances qui sera refusé.

Un an plus tard, Per-Henrik Zahl parvient à le faire publier en ligne dans l'European Journal of Cancer **(4)**. Cet article ayant été censuré, il sera enfin publié dans une revue danoise peu après **(5)**.

Dans The Lancet, Peter Gøtzsche, co-fondateur de la collaboration Cochrane, dénonce les pressions inacceptables subies **(6)**. Mais la machine était lancée, les pays européens avaient démarré les campagnes à grand renfort médiatique, de slogans, de soutiens de stars et d'évènements populaires colorés en rose. Et la presse, comme les sociétés savantes, les femmes largement influencées par les médias, les médecins, les autorités sanitaires, ont préféré retenir l'histoire enchanteresse d'un dépistage qui sauve... En 2004, sous l'égide du Président Chirac, le dépistage du cancer du sein est généralisé en France.

(1) Olsen, O., & Gøtzsche, P. C. Screening for breast cancer with mammography. *The Cochrane Database of Systematic Reviews*. 2001; (4): CD001877.

(2) Mammographies et dépistage des cancers du sein : Pour un choix éclairé des femmes désirant participer au dépistage. In : *Prescrire*. [En ligne : https://www.prescrire.org/aLaUne/dossierKcSeinDepSyn.php]. Consulté le 12 mai 2021.

(3) Gøtzsche P. C., Nielsen M. Screening for breast cancer with mammography. *The Cochrane Database of Systematic Reviews*. 2009 Oct 7; (4): CD001877.

(4) Zahl PH., *et al*. WITHDRAWN: Results of the Two-County trial of mammography screening are not compatible with contemporaneous official Swedish breast cancer statistics. *European Journal of Cancer*. 2006 Mar 9.

(5) Zahl PH, *et al*. Results of the Two-County trial of mammography screening are not compatible with contemporaneous official Swedish breast cancer statistics. *Danish Medical Bulletin*. 2006 Nov; 53(4): 438-40.

(6) Gøtzsche P. C. What is publication? *The Lancet*. Nov 2006; 368(9550): 1854-56

L. Peter C. Gøtzsche est un médecin et chercheur danois. Il est directeur du centre Cochrane nordique (groupe d'experts indépendants) et est cofondateur de la collaboration Cochrane avec 80 autres chercheurs jusqu'en septembre 2018.

Chapitre 5 :

M. Une étude d'impact vise à apprécier les conséquences d'un dispositif, ici le dépistage, sur la population.

Cette étude (1) a trois volets :

1) Étude temporelle, afin de vérifier si le déclin de mortalité par cancer du sein concorde avec l'instauration des campagnes de dépistage.

2) Étude d'ampleur, afin d'examiner si ce déclin de mortalité serait proportionnel au taux des mammographies de dépistage.

3) Axe comparatif, en étudiant le modèle de réduction de mortalité pour d'autres formes de cancers, pour lesquels il n'y a pas de dépistage instauré.

Résultats :
Les auteurs ne constatent aucune corrélation entre la mise en œuvre nationale du dépistage dans une population donnée, et la chronologie de la diminution de la mortalité par cancer observée.
Il n'existe pas de corrélation entre l'ampleur du dépistage et l'ampleur de cette diminution de mortalité par cancer ces dernières années.
L'approche comparative avec 14 autres types de cancers fait ressortir un déclin similaire des taux de mortalité desdits cancers, alors même que ces autres cancers ne font pas l'objet de campagnes de dépistage.

(1) Bleyer A., *et al.* Impact of screening mammography on breast cancer mortality. *Int J Cancer.* 2016 Apr 15; 138(8): 2003-12.

Chapitre 7 :

N. Le pronostic est la prévision qu'on peut établir concernant le développement futur de l'état d'un patient et ses chances éventuelles de guérison. Cette prédiction n'est pas absolue et dépend de la présence de métastases à distance, de la résistance du patient, de sa réponse aux traitements, de la réponse du cancer au traitement, des caractéristiques propres du cancer etc... et de facteurs parfois non prévus, pas toujours connus ni maîtrisés.

O. Vous trouverez un commentaire de cette étude ici :
https://cancer-rose.fr/2017/06/10/les-petits-cancers-du-sein-sont-ils-bons-parce-quils-sont-petits-ou-parce-quils-sont-bons/

Chapitre 10 :

P. Il existe d'autres évaluations, notamment celle de la revue française *Prescrire* **(1)**, **(2)** qui estime que chez 1 000 femmes âgées de 50 à 70 ans dépistées pendant 20 années, et selon une estimation optimiste, au maximum 6 éviteraient un décès pour 19 femmes obtenant un diagnostic inutile, dont elles ne tirent aucun bénéfice et qui les expose au contraire à des conséquences de traitements lourds.

(1) Cancers du sein. Bénéfices et risques du dépistage. *Rev Prescrire.* 2016 ; 36 (395) : 689.
(2) Dépistage des cancers du sein par mammographies. *Rev Prescrire.* 2014 ; 34 (373) : 837-846 et 2015 ; 35 (376) : 111-118.

Q. Cette étude **(1)** sur les carcinomes *in situ* apporte trois conclusions majeures :
1 – le taux de mortalité après 20 ans des femmes porteuse de CIS était faible : seulement 3,3 % des femmes diagnostiquées avec un CIS sont décédées avec cancer du sein invasif.
2 – Quelle que soit la manière dont les femmes étaient traitées pour leur lésion – tumorectomie avec radiothérapie, tumorectomie sans radiothérapie ou mastectomie – le taux de mortalité après 20 ans était le même.
3 – La prévention des récidives par radiothérapie ou mastectomie ne réduirait pas non plus le risque de mortalité par cancer du sein.

(1) Narod *et al.* Breast Cancer Mortality After a Diagnosis of Ductal Carcinoma *In Situ*. *JAMA Oncol.* 2015

R. Tour d'horizon des études ayant évalué l'ampleur du surdiagnostic.

L'étude d'Oslo **(1)** par exemple, ainsi qu'une autre canadienne **(2)** portant sur des femmes suivies pendant 25 années, n'a évalué que l'excédent des cancers dits « invasifs », c'est-à-dire de ceux qui s'infiltrent dans les tissus voisins de la zone où ils ont pris naissance. Ces études évaluent le surdiagnostic à 22 % (22 % des diagnostics de cancer sont des diagnostics inutiles).

Mais ces premières évaluations sont revues à la hausse, d'une part par d'autres études plus récentes, et d'autre part par des études intégrant dans le comptage des cancers excédentaires une forme particulière de lésion, à savoir le « carcinome *in situ* », comme nous l'avons vu à la page 94.

Concrètement, comment estime-t-on l'ampleur du surdiagnostic ?
Le surdiagnostic se chiffre en mesurant l'excédent de cancers détectés lors d'un dépistage par rapport au taux attendu dans la population non dépistée.
Dans une étude de 2016 **(3)**, le surdiagnostic des cancers du sein invasifs est évalué à 30 % (courbe bleue). Cela signifie que sur trois cancers détectés, l'un d'eux l'a été inutilement.

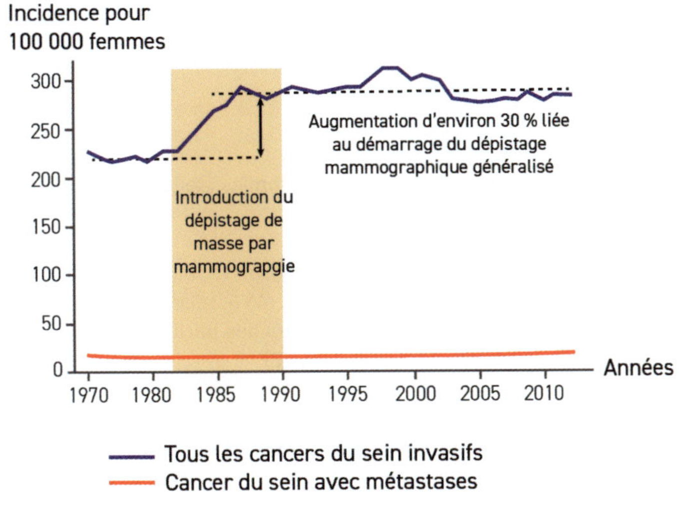

Fig D : « L'étude porte sur 9 sites de surveillance épidémiologique et concerne des femmes de 40 ans et plus aux États-Unis

La courbe bleue représente l'augmentation artificielle du taux des cancers invasifs depuis l'introduction du dépistage entre 1985 et 1990 (colonne orangée), augmentation par rapport à la ligne basse en pointillés qui est celle des cancers en population en l'absence de dépistage. La différence entre le taux attendu des cancers sans dépistage (ligne basse en pointillés) et la courbe bleue montre l'excédent des découvertes par dépistage, et il est de 30 %. On note aussi la non-diminution du taux des cancers métastatiques, ce qu'on attendait d'un dépistage réussi ».

Une évaluation sur le dépistage a été réalisée au Royaume-Uni en 2012 et a rendu un rapport dit le « rapport Marmot » **(4)**. Les auteurs très en faveur du dépistage, avaient délibérément éliminé certaines études qu'ils jugeaient « non conformes ».

Malgré ce tri arbitraire, la conclusion de leur rapport fut la suivante : pour un décès par cancer du sein évité grâce au dépistage, trois cancers sont surdiagnostiqués, puis surtraités. Et dans la brochure envoyée par les autorités de santé britanniques aux femmes en Grande-Bretagne, document élaboré par une équipe indépendante d'experts avec les recommandations d'un jury de femmes, l'information suivante figure : « Pour chaque femme dont la vie est sauvée du cancer du sein, environ trois sont diagnostiquées avec un cancer qui n'aurait jamais menacé leur vie » **(5)**.

(1) Zahl P-H., Maehlen J., Welch HG. The natural history of invasive breast cancers detected by screening mammography. *Arch Intern Med.* 24 nov 2008; 168(21): 2311-6.

(2) Miller AB, Wall C, Baines CJ, Sun P, To T, Narod SA. Twenty five year follow-up for breast cancer incidence and mortality of the Canadian National Breast Screening Study: randomised screening trial. *BMJ.* Feb 2014; 348: g366.

(3) Welch HG, *et al.* Breast-Cancer Tumor Size, Overdiagnosis, and Mammography Screening Effectiveness. *N Engl J Med.* Oct 2016; 375(15): 1438-47.

(4) Independent UK Panel on Breast Cancer Screening. The benefits and harms of breast cancer screening: an independent review. *Lancet Lond Engl.* Nov 2012; 380(9855): 1778-86.

(5) Public Health England. NHS breast screening: helping you decide. In : *gov.uk.* [En ligne : https://www.gov.uk/government/publications/breast-screening-helping-women-decide/nhs-breast-screening-helping-you-decide]. Consulté le 8 mai 2021.

Chapitre 11 :

S. Le nombre total de tumorectomies et de mastectomies était significativement plus élevé dans les groupes dépistés. **(1)**

T. Aux États-Unis dans une étude de 2015 portant sur 16 millions de femmes, une augmentation de 10 % de l'activité du dépistage a été associée à une augmentation de presque 25 % des tumorectomies et mastectomies partielles (RR 1,24 ; CI 1,15-1,34), sans diminution des mastectomies totales. **(2)**

Au Royaume-Uni, selon le rapport dit Marmot de 2012 et publié en 2013 sur le dépistage des cancers du sein, la fréquence des mastectomies est augmentée d'environ 20 % dans la population dépistée, par comparaison avec la population non dépistée. **(3)**

Pour l'ensemble des essais comparatifs randomisés effectués dans le monde ayant examiné cette question, en 2013, la collaboration Cochrane évalue que le nombre de mastectomies est augmenté de 20 % (RR 1,20 ; CI 95 % 1,08–1,32) et le nombre d'interventions chirurgicales (mastectomies et tumorectomies) est augmenté de 30 % (RR 1,31 ; CI 95 % 1,22–1,42). **(4)**

(1) Gøtzsche PC, Jørgensen KJ. Screening for breast cancer with mammography. *Cochrane Database Syst Rev.* 2013; (6): CD001877.

(2) Harding *et al.* Breast Cancer Screening, Incidence, and Mortality Across US Counties. *JAMA Intern Med.* 2015 Sep; 175(9): 1483–9.

(3) Independent UK Panel on Breast Cancer Screening. The benefits and harms of breast cancer screening: an independent review. *Lancet Lond Engl.* Nov 2012; 380(9855): 1778-86.

(4) Gøtzsche PC, Jørgensen KJ. Screening for breast cancer with mammography. *Cochrane Database of Systematic Reviews.* 2013; 4(6): CD001877.

Chapitre 12 :
U.

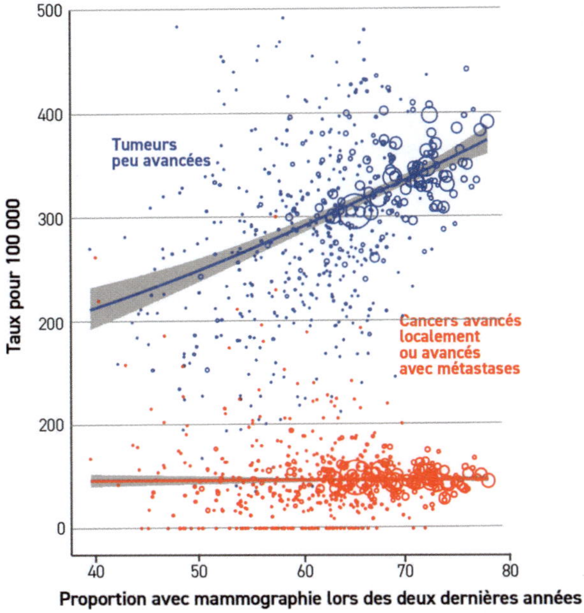

Fig. E - Proportion des tumeurs avancées et peu avancées avec le dépistage au fil du temps (1)

Que nous disent ces tracés ?
Les points bleus représentent les tumeurs peu avancées, et les points rouges, dispersés autour d'une droite, symbolisent les cancers avancés localement ou avancés avec métastases. Plus la pression du dépistage augmente dans la population (de gauche à droite), c'est-à-dire plus la proportion des participantes au dépistage augmente, et plus on augmente la proportion des cancers peu graves, peu avancés (bleus) sans changement du taux des cancers les plus graves, les cancers avancés (rouge).

(1) Harding C *et al.* Breast Cancer Screening, Incidence, and Mortality Across US Counties. *JAMA Intern Med.* sept 2015; 175(9): 1483-9, Figure 2.

Chapitre 13 :

V. « Le risque de décéder d'un cancer dû aux effets des rayonnements subis lors de chaque dépistage, pendant la vie de la femme, en tenant compte de l'âge, de la fréquence et de la durée du dépistage, est estimé de 1 à 10 pour 100 000 femmes. »

« ... les femmes à haut risque peuvent être plus sensibles aux rayonnements ionisants, et le dépistage à un âge plus précoce augmente le risque de cancer radio-induit ». Lauby-Secretan B *et al.* Dépistage du cancer du sein - point de vue du Groupe de Travail du CIRC [Internet]. Cancer environnement, un site du centre leonberard.fr. 2015.

Chapitre 14 :

W. **Âges du dépistage dans d'autres pays :**

- 50 à 70 ans au Royaume-Uni tous les 3 ans ;
- 50 à 74 ans en France tous les 2 ans ;
- 50 à 69 ans en Belgique, Israël et Italie tous les 2 ans ;
- dans quelques régions d'Italie, les 45 à 49 ans ont une mammographie annuelle ;
- 50 à 74 ans aux Pays-Bas ;
- dès 50 ans en Suisse, seulement dans les cantons où le dépistage a été introduit.

Après l'avis défavorable en 2013 du Swiss Medical Board **(1)**, pas d'introduction dans les cantons où le dépistage n'avait pas été planifié (mais poursuite dans les cantons, essentiellement romands, ayant instauré le dépistage dès 1990).

(1) Swiss Medical Board. *Systematisches Mammographie-Screening.* [En ligne : https://www.swissmedicalboard.ch/fileadmin/public/news/2013/bericht_smb_mammographie_screening_kurz_2013.pdf]. Consulté le 8 juin 2021.

Chapitre 15 :

X. Page 6 du document « Traitements hormonaux de la ménopause et risques de cancers » : état des lieux et des connaissances, rédigé et coordonné par le département Prévention, pôle Santé publique et soins (PSPS)-INCa, 2015 : « Même si cette hypothèse est à approfondir, la diminution de l'incidence du cancer du sein a aussi été décrite dans d'autres pays où la chute de prescription des THM (traitement hormonal de la ménopause, NDE) a été spectaculaire, comme au Canada [33], en Allemagne [34], aux États-Unis [35], en Belgique [36] et en Australie [37]. »

Y. Pour être plus précis, en France, on constate d'abord un épisode de forte augmentation de l'incidence du cancer lors du début du dépistage suivi d'une baisse d'incidence temporaire au milieu des années 2000, particulièrement chez les femmes de 55-64 ans. Cette baisse passagère est attribuée à des modifications de prescriptions des traitements hormonaux substitutifs de la ménopause à partir de 2003, alors que ces traitements avaient été beaucoup prescrits dans les années 1990 **(1)**.

« Les données provenant de neuf registres du cancer de la population ont été étudiées. L'incidence du cancer du sein invasif a augmenté chaque année de 0,8 % de 1990 à 1996 et plus nettement de 3,2 % de 1996 à 2003, puis a fortement diminué jusqu'en 2006 (2,3 % par an), en particulier chez les femmes âgées de 50 à 69 ans (4,9 % par an) » **(2)**.

(1) Molinié F., *et al.* Trends in breast cancer incidence and mortality in France 1990-2008. *Breast Cancer Res Treat.* 2014; 147: 167–75.

(2) Zbuk K., Anand SS. Declining incidence of breast cancer after decreased use of hormone-replacement therapy: magnitude and time lags in different countries. *J Epidemiol Community Health.* 2012; 66: 1–7.

Z. Page 133 du rapport « Améliorons le dépistage du cancer du sein - Concertation citoyenne et scientifique - Rapport du Comité d'orientation », Institut national du cancer, 2016 : « Le comité propose deux scénarios pour faire évoluer la stratégie sur le dépistage du cancer du sein et pour atteindre le même objectif : permettre la mise en place, dans les années futures et avec des outils technologiques validés, d'une stratégie de dépistage adaptée au niveau de risque ».

Pour atteindre cet objectif, le comité a fait les recommandations ci-dessus, et propose deux manières d'y arriver à travers l'un ou l'autre de ces scénarios :
- **Scénario 1 :** arrêt du programme de dépistage organisé, la pertinence d'une mammographie étant appréciée dans le cadre d'une relation médicale individualisée.
- **Scénario 2 :** arrêt du dépistage organisé tel qu'il existe aujourd'hui et mise en place d'un nouveau dépistage organisé, profondément modifié. »

Références bibliographiques

1 - Defossez G., *et al.* Estimations nationales de l'incidence et de la mortalité par cancer en France métropolitaine entre 1990 et 2018. Volumes 1 -Tumeurs solides. In : *Santé Publique France*; 2019 sept. [https://www.e-cancer.fr/Expertises-et-publications/Catalogue-des-publications/Complements-Volume-1-Tumeurs-solides-Estimations-nationales-de-l-incidence-et-de-la-mortalite-par-cancer-en-France-metropolitaine-entre-1990-et-2018]. Consulté le 28 juin 2021.

2 - S. Morch L., *et al.* Contemporary Hormonal Contraception and the Risk of Breast Cancer. *N Engl J Med.* 2017; 377: 2228-2239.

3 - Collaborative Group on Hormonal Factors in Breast Cancer. Type and timing of menopausal hormone therapy and breast cancer risk: individual participant meta-analysis of the worldwide epidemiological evidence. *The Lancet.* 28 sept 2019; 394 (10204):1159 -68.

4 - Theodoratou, E., *et al.* Nature, Nurture, and Cancer Risks : Genetic and Nutritional Contributions to Cancer. *Annual Review of Nutrition*, *37*, 293320.

5 - Sensibiliser au lien existant entre la consommation d'alcool et le cancer. In : *Organisation mondiale de la santé.* 2018. [En ligne : https://www.euro.who.int/fr/health-topics/disease-prevention/alcohol-use/news/news/2018/02/raising-awareness-of-the-link-between-alcohol-and-cancer]. Consulté le 28 juin 2021.

6 - Association EPIC PL. Registre des cancers Loire-Atlantique et Vendée. [En ligne : https://www.registre-cancers-44-85.fr]. Consulté le 12 mai 2021.

7 - Junod B, *et al.* S. An investigation of the apparent breast cancer epidemic in France: screening and incidence trends in birth cohorts. *BMC Cancer.* 2011;11(1):1-8.

8 - *Idem.*

9 - Miller, A. B., *et al.* Twenty five year follow-up for breast cancer incidence and mortality of the Canadian National Breast Screening Study : Randomised screening trial. *BMJ (Clinical Research Ed.), 348*, g366.

10 - Zahl P-H, *et al.* The natural history of invasive breast cancers detected by screening mammography. *Arch Intern med.* 2008 Nov 24; 168(21): 2311–6.

11 - Harding, C., *et al.* Breast Cancer Screening, Incidence, and Mortality Across US Counties. *JAMA Internal Medicine*, *175*(9), 1483-1489.

12 - Autier P, Boniol M. Mammography screening: A major issue in medicine. *Eur J Cancer.* Feb 2018; 90: 34-62.

13 - Autier P, Boniol M, Koechlin A, Pizot C, Boniol M. Effectiveness of and overdiagnosis from mammography screening in the Netherlands: population based study. *BMJ.* 2017; 359: j5224

14 - Bleyer A, Welch HG. Effect of three decades of screening mammography on breast-cancer incidence. *N Engl J Med.* 2012 Nov 22; 367(21): 1998-2005.

15 - Jørgensen KJ, *et al.* Breast Cancer Screening in Denmark: A Cohort Study of Tumor Size and Overdiagnosis. *Ann Intern Med.* March 2017; 166(5): 313-23.

16 - Harding C., *et al.* Breast Cancer Screening, Incidence, and Mortality Across US Counties. *JAMA Intern Med.* Sept 2015; 175(9): 1483 -9.

17 - Nielsen M., *et al.* Precancerous and cancerous breast lesions during lifetime and at autopsy. A study of 83 women. *Cancer.* 1984 Aug 15; 54(4): 612-5.

18 - Nielsen M., *et al.* Breast cancer and atypia among young and middle-aged women: a study of 110 medicolegal autopsies. *Br J Cancer. Dec 1987; 56(6): 814*-9.

19 - Welch HG. *Le surdiagnostic : rendre les gens malades par la poursuite de la santé. Québec*, Presses de l'Université Laval, 2012.

20 - Duperray B. *Dépistage du cancer du sein : la grande illusion.* Vergèze, Thierry Souccar éditions, 2019, page 32.

21 - Cochrane France. Qui sommes-nous ? [En ligne : https://france.cochrane.org/propos-0]. Consulté le 8 mai 2021.

22 - Olsen O, Gøtzsche PC. Screening for breast cancer with mammography. *Cochrane Database Syst Rev.* 2001; (4): CD001877.

23 - Olsen O, Gøtzsche PC. Cochrane review on screening for breast cancer with mammography. *Lancet Lond Engl.* 20 oct 2001; 358(9290): 1340-2.

24 - Gøtzsche PC, Jørgensen KJ. Screening for breast cancer with mammography. *Cochrane Database Syst Rev. 2013;(6):CD001877.*

25 - Jolyn Hersch. Aide à la décision pour le dépistage du cancer du sein pour les femmes à partir de 50 ans. C'est votre choix. (Brochure australienne). Page 7. [En ligne : https://ses.library.usyd.edu.au/bitstream/handle/2123/16658/2017%20updated%20breast%20screening%20DA%20(Hersch%20et%20al).pdf;jsessionid=F0396C69AD95F6431008EA16CB3B9195?sequence=1]. Consulté le 30 juin 2021.

26 - Exbrayat C., *et al.* Sensibilité et spécificité du programme de dépistage organisé du cancer du sein à partir des données de cinq départements français, 2002-2006. *BEH 2012*; (35-36-37): 404-6.

27 - IARC Working Group on the Evaluation of Cancer-Prevention Interventions. *Breast Cancer Screening-Volume 15.* International Agency for Research on cancer. 2014, pp. 255-256. [En ligne : https://publications.iarc.fr/Book-And-Report-Series/Iarc-Handbooks-Of-Cancer-Prevention/Breast-Cancer-Screening-2016]. Consulté le 14 mai 2021.

28 - Miller A., *et al.* Canadian National Breast Screening Study: 2. Breast cancer detection and death rates among women aged 50 to 59 years. *Canadian Medical Association Journal.* Dec 1992; 147(10): 1480-83.

29 - IARC Working Group on the Evaluation of Cancer-Prevention Interventions. *Breast Cancer Screening-Volume 15.* International Agency for Research on cancer. 2014, pp. 255-256. [En ligne : https://publications.iarc.fr/Book-And-Report-Series/Iarc-Handbooks-Of-Cancer-Prevention/Breast-Cancer-Screening-2016]. Consulté le 14 mai 2021.

30 - Miller A., *et al.* Canadian National Breast Screening Study: 2. Breast cancer detection and death rates among women aged 50 to 59 years. *Canadian Medical Association Journal.* Dec 1992; 147(10): 1480-83.

31 - Mammographies de dépistage après l'âge de 50 ans. *Infos-Patients Prescrire.* Août 2019.

32 - Farber R., *et al.* Impact of Full-Field Digital Mammography Versus Film-Screen Mammography in Population Screening: A Meta-Analysis. *J Natl Cancer Inst.* Jan 2021; 113 (1): 16 -26.

33 - *Que choisir santé.* Décryptage Mammographie, la controverse au grand jour. Déc 2016 ; 111 : 10.

34 - Institut national du cancer (INCa). *Améliorons le dépistage du cancer du sein-concertation citoyenne et scientifique - Rapport du Comité d'orientation*, p. 17 et 78. 2016 sept. [En ligne : http://www.concertation-depistage.fr/wp-content/uploads/2016/10/depistage-cancer-sein-rapport-concertation-sept-2016.pdf]. Consulté le 8 mai 2021.

35 - Hill C. Dépistage du cancer du sein. *Presse Médicale.* Mai 2014 ; 43 (5) : 501-9.

36 - Causes de décès selon le sexe. In : *Institut National de la Statistique* Économique. 2019. [En ligne : https://www.insee.fr/fr/statistiques/2385258]. Consulté le 8 mai 2021.

37 - Cancer Rose. Tableau de mortalité – année. In : *Cancer Rose.* [En ligne : https://cancer-rose.fr/2021/02/24/tableau-de-mortalite-annee/]. Consulté le 8 mai 2021.

38 - Cœur des Français : attention danger. In : *Fédération française de cardiologie.* [En ligne : https://fedecardio.org/presse/coeur-des-francais-attention-danger/]. Consulté le 8 mai 2021.

39 - Santé Publique France. Les femmes au cœur du risque vasculaire. Bull Épidémiologique Hebd BEH. [En ligne : https://www.santepubliquefrance.fr/docs/bulletin-epidemiologique-hebdomadaire-8-mars-2016-n-7-8-les-femmes-au-coeur-du-risque-vasculaire]. Consulté le 12 mai 2021.

40 - Nick Townsend, *et al.* Cardiovascular disease in Europe — epidemiological update 2015. *European Heart Journal.* 2015; 36, 2696–2705.

41 - Gøtzsche PC, Jørgensen KJ. Screening for breast cancer with mammography. *Cochrane Database Syst Rev.* June 2013; (6): CD001877.

42 - Institut national du cancer (INCa). Les réponses à vos questions - Dépistage du cancer du sein. 2019. In : *e-cancer.* [En ligne : https://www.e-cancer.fr/Professionnels-de-sante/Depistage-et-detection-precoce/Depistage-du-cancer-du-sein/Les-reponses-a-vos-questions]. Consulté le 8 mai 2021.

43 - Duperray B., Junod B. Dépistage du cancer du sein : Une bonne intention, une mauvaise théorie, un résultat aberrant. *Médecine.* Oct 2006; 2 (8): 364 -7.

44 - Duperray B. *Dépistage du cancer du sein: la grande illusion.* Vergèze, Thierry Souccar éditions ; 2019.

45 - Remontet L, *et al.* Cancer incidence and mortality in France over the period 1978-2000. *Rev Epidemiol Sante Publique.* 2003 Feb; 51 (1 Pt 1): 3-30.

46 - Revue *Prescrire.* Mammographies et dépistage des cancers du sein : Pour un choix éclairé des femmes désirant participer au dépistage. In : *Prescrire.* [En ligne : https://www.prescrire.org/aLaUne/dossierKcSeinDepSyn.php]. Consulté le 15 juin 2021.

47 - Jabagi MJ., *et al.* Evaluation of the Incidence of Hematologic Malignant Neoplasms Among Breast Cancer Survivors in France. *JAMA Netw Open.* Janv. 2019; 2 (1).

48 - Baum M. Harms from breast cancer screening outweigh benefits if death caused by treatment is included. *BMJ.* 23 janv 2013; 346: f385.

49 - Diniz CSG., *et al.* Breast cancer mortality and associated factors in São Paulo State, Brazil: an ecological analysis. *BMJ Open*. Aug 2017; 7(8): e016395.

50 - Jørgensen KJ, Zahl P-H, Gøtzsche PC. Breast cancer mortality in organised mammography screening in Denmark: comparative study. *BMJ*. 2010; 340: c1241.

51 - Favourable and unfavourable effects on long-term survival of radiotherapy for early breast cancer: an overview of the randomised trials. *The Lancet. 2000; 355(9217): 1757*-70.

52 - Gøtzsche PC. Mammography screening is harmful and should be abandoned. *J R Soc Med. sept 2015; 108 (9): 341* -5.

53 - Jørgensen KJ, Keen JD, Gøtzsche PC. Is mammographic screening justifiable considering its substantial overdiagnosis rate and minor effect on mortality? *Radiology*. sept 2011; 260 (3): 621 -7.

54 - Defossez G., *et al.* Estimations nationales de l'incidence et de la mortalité par cancer en France métropolitaine entre 1990 et 2018. Volumes 1 -Tumeurs solides. In : *Santé Publique France*; 2019 sept. [En ligne : https://www.e-cancer.fr/Expertises-et-publications/Catalogue-des-publications/Rapport-Volume-1-Tumeurs-solides-Estimations-nationales-de-l-incidence-et-de-la-mortalite-par-cancer-en-France-metropolitaine-entre-1990-et-2018-juillet-2019]. Consulté le 12 mai 2021.

55 - Hill C, Doyon F, Moussanif A. Évolution de la mortalité par cancer en France de 1950 à 2006. In : *Santé Publique France*. [En ligne : https://www.santepubliquefrance.fr/docs/evolution-de-la-mortalite-par-cancer-en-france-de-1950-a-2006]. Consulté le 13 mai 2021.

56 - *Ibidem*.

57 - Defossez G., *et al.* Estimations nationales de l'incidence et de la mortalité par cancer en France métropolitaine entre 1990 et 2018. Volumes 1 -Tumeurs solides. In : *Santé Publique France*; 2019 sept. [En ligne : https://www.e-cancer.fr/Expertises-et-publications/Catalogue-des-publications/Rapport-Volume-1-Tumeurs-solides-Estimations-nationales-de-l-incidence-et-de-la-mortalite-par-cancer-en-France-metropolitaine-entre-1990-et-2018-juillet-2019]. Consulté le 12 mai 2021.

58 - Duperray B. *Dépistage du cancer du sein: la grande illusion*. Vergèze, Thierry Souccar éditions ; 2019.

59 - *Op. cit.*, p. 138

60 - Cancer Research UK. Breast cancer statistics. [En ligne : https://www.cancerresearchuk.org/health-professional/cancer-statistics/statistics-by-cancer-type/breast-cancer]. Consulté le 13 mai 2021.

61 - Plevritis S. K., *et al.* Association of Screening and Treatment With Breast Cancer Mortality by Molecular Subtype in US Women, 2000-2012. *JAMA*. 2018;319(2):154–164

62 - Autier P., Boniol M. Mammography screening: A major issue in medicine, *European Journal of Cancer*. Volume 90, 2018.

63 - Mette Kalager, M.D., Effect of Screening Mammography on Breast-Cancer Mortality in Norway, September 23, 2010, *N Engl J Med*. 2010; 363: 1203-1210.

64 - Burton R, Stevenson C. Assessment of Breast Cancer Mortality Trends Associated With Mammographic Screening and Adjuvant Therapy From 1986 to 2013 in the State of Victoria, Australia. *JAMA Netw Open*. 2020; 3(6): e208249.

65 - Gøtzsche PC. Mammography screening is harmful and should be abandoned. *J R Soc Med. sept 2015;108 (9):341* -5.

66 - Autier P., *et al.* Breast cancer mortality in neighbouring European countries with different levels of screening but similar access to treatment: trend analysis of WHO mortality database. *BMJ.* 2011; 343: d4411.

67 - Bleyer A., *et al.* Impact of screening mammography on breast cancer mortality. *Int J Cancer.* 15 avr 2016; 138(8): 2003-12.

68 - Burton R, Stevenson C. Assessment of Breast Cancer Mortality Trends Associated With Mammographic Screening and Adjuvant Therapy From 1986 to 2013 in the State of Victoria, Australia. *JAMA Netw Open.* June 2020; 3(6): e208249.

69 - Sung H., *et al.* Global Cancer Statistics 2020: GLOBOCAN Estimates of Incidence and Mortality Worldwide for 36 Cancers in 185 Countries. *CA Cancer J Clin. may 2021; 71(3): 209*-49.

70 - Defossez G., *et al.* Estimations nationales de l'incidence et de la mortalité par cancer en France métropolitaine entre 1990 et 2018. Volumes 1 -Tumeurs solides. In : *Santé Publique France* ; 2019 sept. [En ligne : https://www.e-cancer.fr/Expertises-et-publications/Catalogue-des-publications/Rapport-Volume-1-Tumeurs-solides-Estimations-nationales-de-l-incidence-et-de-la-mortalite-par-cancer-en-France-metropolitaine-entre-1990-et-2018-juillet-2019]. Consulté le 12 mai 2021.

71 - Adaptée de la brochure allemande, *Barmer Gmünder Ersatzkasse, Brustkrebs Früherkennung Informationen zur Mammografie Eine Entscheidungshilfe*, page 18. [En ligne : http://www.nationales-netzwerk-frauengesundheit.de/downloads/Barmer-Brustkrebs.pdf]. Consulté le 27 juillet 2021.

72 - Dickinson JA., *et al.* Dépistage : quand les choses tournent mal. *Can Fam Physician.* Juil 2018 ; 64 (7):e299 -306

73 - Joseph A. Sparano, M.D., *et al.* Prospective Validation of a 21-Gene Expression Assay in Breast Cancer. *N Engl J Med.* 2015; 373: 2005-2014.

74 - Lannin DR., Wang S. Are Small Breast Cancers Good because They Are Small or Small because They Are Good? *N Engl J Med. June 2017; 376(23): 2286*-91.

75 - Institut national du cancer. Livret d'information sur le dépistage organisé du cancer du sein. Août 2017, p.3. In : *e-cancer.* [En ligne : https://www.e-cancer.fr/Expertises-et-publications/Catalogue-des-publications/Livret-d-information-sur-le-depistage-organise-du-cancer-du-sein]. Consulté le 28 mai 2021.

76 - Le dépistage du cancer, tôt mieux que trop tard. In : *liguecancer92.* [En ligne : https://www.liguecancer92.org/nous-aider-lutter-contre-le-cancer/le-depistage-du-cancer-tot-mieux-que-trop-tard]. Consulté le 28 mai 2021.

77 - Thomas ET, Del Mar C, Glasziou P, Wright G, Barratt A, Bell KJL. Prevalence of incidental breast cancer and precursor lesions in autopsy studies: a systematic review and meta-analysis. *BMC Cancer.* Dec 2017; 17(1): 808.

78 - Tokunaga E, Okano S, Nakashima Y, Yamashita N, Tanaka K, Akiyoshi S, *et al.* Spontaneous regression of breast cancer with axillary lymph node metastasis: a case report and review of literature. *Int J Clin Exp Pathol.* 2014; 7(7): 4371-80.

79 - Onuigbo WIB. Spontaneous regression of breast carcinoma: review of English publications from 1753 to 1897. *Oncol Rev.* Oct 2012; 6 (2): e22.

80 - Ricci SB, Cerchiari U. Spontaneous regression of malignant tumors: Importance of the immune system and other factors (Review). *Oncol Lett. Nov 2010; 1(6): 941*-5.

81 - Duperray B. *Dépistage du cancer du sein : la grande illusion.* Thierry Souccar éditions, 2019, page 155

82 - Zahl P-H., Maehlen J., Welch HG. The natural history of invasive breast cancers detected by screening mammography. *Arch Intern Med.* 24 nov 2008; 168(21): 2311-6.

83 - Miller AB., *et al.* Twenty five year follow-up for breast cancer incidence and mortality of the Canadian National Breast Screening Study: randomised screening trial. *BMJ.* 11 févr 2014; 348: g366.

84 - Autier, P., Boniol, M. Mammography screening : A major issue in medicine. *European Journal of Cancer, 90,* 34-62.

85 - Jørgensen KJ, Gøtzsche PC, Kalager M, Zahl P-H. Breast Cancer Screening in Denmark: A Cohort Study of Tumor Size and Overdiagnosis. *Ann Intern Med.* March 2017; 166(5): 313-23.

86 - Autier P., Boniol M. Mammography screening: A major issue in medicine. *European Journal of Cancer.* Feb 2018; 90: 34-62.

87 - Marmot M.G., *et al.* The benefits and harms of breast cancer screening: an independent review. *Br J Cancer.* 2013 Jun 11; 108(11): 2205–2240

88 - Mulcahy N. Take Carcinoma Out of DCIS and Ease Off Treatment. Jan 21, 2010. In : *Medscape.* [En ligne : https://www.medscape.com/viewarticle/715586]. Consulté le 5 juillet 2021.

89 - Farber R., *et al.* Impact of Full-Field Digital Mammography Versus Film-Screen Mammography in Population Screening: A Meta-Analysis. *J Natl Cancer Inst.* 4 janv 2021; 113(1): 16-26.

90 - Bour C. Mammographie numérique. In : *Cancer Rose.* 2021. [En ligne : https://cancer-rose.fr/2021/04/27/mammographie-numerique]. Consulté le 14 mai 2021.

91 - Punglia RS, Schnitt SJ, Weeks JC. Treatment of ductal carcinoma *in situ* after excision: would a prophylactic paradigm be more appropriate? *J Natl Cancer Inst.* 16 oct 2013; 105(20): 1527-33.

92 - Virnig BA, Wang S-Y, Shamilyan T, Kane RL, Tuttle TM. Ductal carcinoma *in situ*: risk factors and impact of screening. *J Natl Cancer Inst Monogr.* 2010; 2010(41): 113-6.

93 - Narod, S. A., *et al.* Breast Cancer Mortality After a Diagnosis of Ductal Carcinoma In Situ. *JAMA Oncology.* 2015; 1(7), 888-896.

94 - Comet Study. [En ligne : https://dcisoptions.org/comet]. Consulté le 14 mai 2021.

95 - Cancer Research UK. A trial comparing surgery with active monitoring for low risk DCIS (LORIS). [En ligne : https://www.cancerresearchuk.org/about-cancer/find-a-clinical-trial/a-trial-comparing-surgery-with-active-monitoring-for-low-risk-dcis-loris]. Consulté le 13 mai 2021.

96 - The Netherlands Cancer Institute. Management of Low Risk Ductal Carcinoma *in Situ* (Low-risk DCIS): a Non-randomized, Multicenter, Non-inferiority Trial, Between Standard Therapy Approach Versus Active Surveillance. 2021 [En ligne : https://clinicaltrials.gov/ct2/show/NCT02492607]. Consulté le 12 mai 2021.

97 - Jørgensen K J., Gøtzsche P C. Overdiagnosis in publicly organised mammography screening programmes: systematic review of incidence trends. *BMJ. 2009; 339: b2587.*

98 - Comparaison internationale de performance et d'accès aux systèmes de soins. In : *Les dépenses de santé en 2019 - Résultats des comptes de la santé. 2020.* [En ligne : https://drees.solidarites-sante.gouv.fr/publications-documents-de-reference/panoramas-de-la-drees/les-depenses-de-sante-en-2019-resultats]. Consulté le 5 juillet 2021.

99 - Gøtzsche PC., Jørgensen KJ. Screening for breast cancer with mammography. *Cochrane Database Syst Rev*. June 2013; (6): CD001877.

100 - Independent UK Panel on Breast Cancer Screening. The benefits and harms of breast cancer screening: an independent review. *Lancet Lond Engl*. Nov 2012; 380(9855): 1778-86.

101 - Harding C., *et al*. Breast Cancer Screening, Incidence, and Mortality Across US Counties. *JAMA Intern Med. Sept 2015; 175 (9): 1483*-9.

102 - Robert V, Doubovetzky J, Lexa A, Nicot P, Bour C. Le dépistage organisé permet-il réellement d'alléger le traitement chirurgical des cancers du sein ? *Médecine*. 1er oct 2017 ; 13 (8) : 367 -71

103 - Robert V, Doubovetzky J, Lexa A, Nicot P, Bour C. Le dépistage organisé permet-il réellement d'alléger le traitement chirurgical des cancers du sein ? Médecine. 1 oct 2017; 13 (8): 367 -71, figures 1 et 2.

104 - *Ibidem*.

105 - Cancer Rose. Analyse du panorama de l'OCDE de 2019. In : *Cancer Rose*. [En ligne : https://cancer-rose.fr/2019/11/14/analyse-du-panorama-de-locde-de-2019/]. Consulté le 14 mai 2021.

106 - Société canadienne du cancer. Effets secondaires de l'hormonothérapie - Société canadienne du cancer. In *Cancer.ca*. [En ligne : https://www.cancer.ca/en/cancer-information/diagnosis-and-treatment/chemotherapy-and-other-drug-therapies/hormonal-therapy/side-effects-of-hormonal-therapy/?region=on]. Consulté le 8 mai 2021.

107 - Bouhnik A, Mancini J. Sexualité, vie affective et conjugale. In: *La vie deux ans après un diagnostic de cancer - De l'annonce à l'après-cancer*, p. 418 -29. [En ligne : https://www.e-cancer.fr/Expertises-et-publications/Catalogue-des-publications/La-vie-deux-ans-apres-un-diagnostic-de-cancer-De-l-annonce-a-l-apres-cancer]. Consulté le 12 mai 2021.

108 - Baum M. Harms from breast cancer screening outweigh benefits if death caused by treatment is included. *BMJ*. Jan 2013; 346: f385.

109 - Diniz CSG., *et al*. Breast cancer mortality and associated factors in São Paulo State, Brazil: an ecological analysis. *BMJ Open*. Aug 2017; 7(8): e016395.

110 - Jørgensen KJ, Zahl PH, Gøtzsche PC. Breast cancer mortality in organised mammography screening in Denmark: comparative study. *BMJ*. 2010 Mar 23; 340: c1241.

111 - Dumas A., *et al*. Impact of Breast Cancer Treatment on Employment: Results of a Multicenter Prospective Cohort Study (CANTO). *J Clin Oncol Off J Am Soc Clin Oncol*. March 2020; 38(7): 734-43.

112 - Paraponaris A, Sagaon T, Seror V, Tison A. Arrêt-maladie après le diagnostic de cancer et retour à l'emploi. In: *La vie deux ans après un diagnostic de cancer - De l'annonce à l'après-cancer*. 2014. p. 324-46. [En ligne : https://www.e-cancer.fr/Expertises-et-publications/Catalogue-des-publications/La-vie-deux-ans-apres-un-diagnostic-de-cancer-De-l-annonce-a-l-apres-cancer]. Consulté le 13 mai 2021.

113 - Paraponaris A, Sagaon Teyssier L, Seror V, Tison A. L'impact du cancer sur le revenu du ménage. In: *La vie deux ans après un diagnostic de cancer - De l'annonce à l'après-cancer*. 2014. p. 241 -65. [En ligne : https://www.e-cancer.fr/Expertises-et-publications/Catalogue-des-publications/La-vie-deux-ans-apres-un-diagnostic-de-cancer-De-l-annonce-a-l-apres-cancer]. Consulté le 13 mai 2021.

114 - Haute Autorité de la santé (HAS). Dépistage du cancer du sein en France : identification des femmes à haut risque et modalités de dépistage. 2014. In : Haute Autorité de santé. [En ligne : https://www.has-sante.fr/jcms/c_1741170/fr/depistage-du-cancer-du-sein-en-france-identification-des-femmes-a-haut-risque-et-modalites-de-depistage]. Consulté le 8 mai 2021.

115 - Bourguignon M. La radiosusceptibilité individuelle: 3 défis et une vision pour la radioprotection. In : *16e journée du RaMiP;* 2015 déc. 4. [En ligne : http://reseau-ramip.fr/wa_files/06-TOULOUSE_20RaMiP_20RSI_20-_204_20Dec_202015_20__5BMode_20de_20compatibilit_C3_A9_5D.pdf]. Consulté le 8 mai 2021.

116 - Foray N. Faibles doses, médecine nucléaire et radiobiologie. In : *Radiations : Défense, Santé Environnement* présenté à : La Société française de médecine nucléaire et imagerie moléculaire - SFMN-Congrès 2016. [En ligne : https://www.sfmn.org/drive/CONGRES/JFMN/2016%20 GRENOBLE/SCIENTIFIQUE/CommunicationsOrales/N._FORAY_MembreWeb.pdf]. Consulté le 13 mai 2021.

117 - Dubousset J. 16-11 De l'usage des Rayons X en radiologie (diagnostique et interventionnelle), à l'exclusion de la radiothérapie. Rapport et recommandations. In : *Académie nationale de médecine.* 2016 [En ligne : https://www.academie-medecine.fr/de-lusage-des-rayons-x-en-radiologie-diagnostique-et-interventionnelle-a-lexclusion-de-la-radiotherapie-rapport-et-recommandations/]. Consulté le 8 mai 2021.

118 - Britel M. Analyse psychosociale de la radioprotection dans le domaine médical : perspectives pour l'IRSN. In : *IRSN.* [En ligne : https://www.irsn.fr/FR/Larecherche/Formation_recherche/Theses/Theses-soutenues/PSN-SRDS/Pages/2020-Analyse-psychosociale-radioprotection-perspectives-pour-IRSN.aspx#.YQPbVy2yK3U]. Consulté le 13 mai 2021.

119 - Institut de radioprotection et sûreté nucléaire (IRSN). Quelle est la dose annuelle moyenne de radioactivité reçue en France ? In : *IRSN.* [En ligne : https://www.irsn.fr/FR/connaissances/faq/Pages/Quelle_est_la_dose_annuelle_moyenne_de_radioactivite_recue_en_France.aspx]. Consulté le 8 mai 2021.

120 - Otte J. Breast Cancer Screening: What You Don't Know Can Hurt You. In: *Family Medicine Conference: Together Towards a Better Future*; 2020 oct 9. Canada, conférence virtuelle. [En ligne : https://bccfp.bc.ca/wp-content/uploads/2020/10/OTTE-breast-cancer-screening-handouts.pdf]. Consulté le 8 mai 2021.

121 - Radiation Dose in X-Ray and CT Exams. In: *Radiologyinfo.org.* [En ligne : https://www.radiologyinfo.org/en/info/safety-xray]. Consulté le 8 mai 2021.

122 - Lauby-Secretan B., *et al.* Dépistage du cancer du sein - point de vue du Groupe de Travail du CIRC. In: *Cancer environnement.* 2015. [En ligne : https://www.cancer-environnement.fr/506-Depistage-du-cancer-du-sein---point-de-vue-du-Groupe-de-Travail-du-CIRC.ce.aspx]. Consulté le 8 mai 2021.

123 - Exposition radiologique de la population française liée aux examens d'imagerie médicale diagnostique : le rapport ExPRI. [En ligne : https://www.irsn.fr/FR/Actualites_presse/Communiques_et_dossiers_de_presse/Pages/20200510_IRSN-exposition-radiologique-imagerie-medicale-diagnostique.aspx#.YP-WvC3pMWo]. Consulté le 14 mai 2021.

124 - *Stars à nu.* TF1. 2021. [En ligne : https://www.tf1.fr/tf1/stars-a-nu]. Consulté le 8 mai 2021.

125 - Figaro Santé. Cancer du sein : un dépistage à partir de 40 ou 50 ans ? 2011. In Le Figaro. [En ligne : https://sante.lefigaro.fr/actualite/2011/02/20/10744-cancer-sein-depistage-partir-40-50-ans]. Consulté le 12 mai 2021.

126 – Duffy SW., *et al.* Effects of mammographic screening from age 40 years on breast cancer mortality (UK Age trial) : final results of a randomised, controlled trial. *The Lancet Oncology online.* Aug 2020.

127 – Cancer Rose. Explication de l'étude. [En ligne : https://cancer-rose.fr/2020/08/18/absence-de-benefice-des-mammographies-chez-les-femmes-agees-de-40-a-50-ans-les-resultats-finaux-de-lessai-uk-age-trial-confirment/]. Consulté le 12 mai 2021.

128 – Hill C. Dépistage du cancer du sein. *Presse Médicale.* Mai 2014 ; 43 (5) : 501-9.

129 – De Glas NA., *et al.* Effect of implementation of the mass breast cancer screening programme in older women in the Netherlands: population based study. *BMJ.* 14 sept 2014; 349: g5410.

130 – Collège national des gynécologues et obstétriciens français (CNGOF). Dossier de presse - Dépistage du cancer du sein chez la femme âgée. In : *CNGOF.* [En ligne : http://www.cngof.fr/patientes/presse/649-depistage-k-sein-femme-agee]. Consulté le 12 mai 2021.

131 – Cancer Rose.

132 – Collaborative Group on Hormonal Factors in Breast Cancer. Type and timing of menopausal hormone therapy and breast cancer risk: individual participant meta-analysis of the worldwide epidemiological evidence. *The Lancet.* Sept 2019; 394 (10204): 1159 -68.

133 – Manson JE, *et al.* Menopausal Hormone Therapy and Long-term All-Cause and Cause-Specific Mortality: The Women's Health Initiative Randomized Trials. *JAMA. Sept 2017; 318 (10): 927* -38.

134 – Beral V. Million Women Study Collaborators. Breast cancer and hormone-replacement therapy in the Million Women Study. *Lancet Lond Engl. Aug 2003; 362(9382): 419*-27.

135 – Institut national du cancer (INCa). Traitements hormonaux de la ménopause et risques de cancers: état des lieux et des connaissances. Boulogne-Billancourt, Février 2015. [En ligne : https://www.e-cancer.fr/Expertises-et-publications/Catalogue-des-publications/Traitements-hormonaux-de-la-menopause-et-risques-de-cancers]. Consulté le 27 juillet 2021.

136 – Haute Autorité de santé (HAS). Traitements hormonaux de la ménopause. In : *Haute Autorité de santé.* [En ligne : https://www.has-sante.fr/jcms/c_1754596/fr/traitements-hormonaux-de-la-menopause]. Consulté le 8 mai 2021.

137 – Haute Autorité de la santé (HAS). Dépistage du cancer du sein en France : identification des femmes à haut risque et modalités de dépistage. 2014. In : *Haute Autorité de santé.* [En ligne : https://www.has-sante.fr/jcms/c_1741170/fr/depistage-du-cancer-du-sein-en-france-identification-des-femmes-a-haut-risque-et-modalites-de-depistage]. Consulté le 8 mai 2021.

138 – Organisation mondiale de la santé (OMS). Programmes de dépistage : guide succinct. Accroître l'efficacité et optimiser le rapport entre bénéfices et effets nocifs. In : *Organisation mondiale de la santé.* 2020. [En ligne : https://apps.who.int/iris/bitstream/handle/10665/330852/9789289054799-fre.pdf]. Consulté le 8 mai 2021.

139 – Institut national du cancer (INCa). Améliorons le dépistage du cancer du sein-concertation citoyenne et scientifique. In : *Rapport du Comité d'orientation.* Sept 2016. [En ligne : http://www.concertation-depistage.fr/wp-content/uploads/2016/10/depistage-cancer-sein-rapport-concertation-sept-2016.pdf]. Consulté le 28 juin 2021.

140 - Agence de santé publique du Canada. *Renseignements sur la mammographie à l'intention des femmes de 40 ans et plus: un outil d'aide à la prise de décision pour le dépistage du cancer du sein au Canada.* Division de la gestion des maladies chroniques, Centre de prévention et de contrôle des maladies chroniques. Ottawa ; 2009, page 11. [En ligne : https://ext-opencms.cancercare.mb.ca/export/sites/default/screening/.galleries/files/breastcheck/b-decision-aid-f.pdf]. Consulté le 8 mai 2021.

141 - Canadian Task Force on Preventive Health Care. Cancer du sein (mise à jour) (2018). In : *Canadiantaskforce.* [En ligne : https://canadiantaskforce.ca/lignesdirectrives/lignes-directrices-publiees/cancer-du-sein-mise-a-jour/?lang=fr]. Consulté le 14 mai 2021.

142 - Jin J. Breast cancer screening: benefits and harms. *JAMA.* 2014; 312 (23): 2585., fig. page 2585.

143 - Organisation mondiale de la santé (OMS). Programmes de dépistage : guide succinct. Accroître l'efficacité et optimiser le rapport entre bénéfices et effets nocifs. Organisation mondiale de la santé (OMS). Bureau régional de l'Europe ; 2020, page 38, fig. 15 [En ligne : https://apps.who.int/iris/bitstream/handle/10665/330852/9789289054799-fre.pdf]. Consulté le 8 mai 2021.

144 - https://cancer-rose.fr/oad/?amp

145 - Institut national du cancer (INCa). Améliorons le dépistage du cancer du sein-concertation citoyenne et scientifique. In : *Rapport du Comité d'orientation.* Sept 2016. [En ligne : http://www.concertation-depistage.fr/wp-content/uploads/2016/10/depistage-cancer-sein-rapport-concertation-sept-2016.pdf]. Consulté le 28 juin 2021.

146 - Bertoni M, Corazzini L, Robone S. The Good Outcome of Bad News: A Field Experiment on Formatting Breast Cancer Screening Invitation Letters. *Am J Health Econ.* March 2020; 6(3): 372-409.

147 - Gourmelon M, Bour C. Manipulation de l'information sur le dépistage du cancer du sein comme thématique scientifique. In : *Cancer Rose.* [En ligne : https://cancer-rose.fr/2020/09/02/manipulation-de-linformation-sur-le-depistage-du-cancer-du-sein-comme-thematique-scientifique/]. Consulté le 14 mai 2021.

148- Gourmelon M, Bour C. Information objective et moindre soumission des femmes au dépistage In : *Cancer Rose.* [En ligne : https://cancer-rose.fr/2020/09/08/information-objective-et-moindre-soumission-des-femmes-au-depistage/]. Consulté le 14 mai 2021.

149 - Institut national du cancer (INCa). Consultation citoyenne - Stratégie décennale de lutte contre les cancers. In : *Consultation-cancer.* [En ligne : https://consultation-cancer.fr/]. Consulté le 28 mai 2021.

150 - Institut national du cancer (INCa). Expérimenter des incitatifs matériels pour faciliter la participation des personnes au dépistage. In : *Consultation-cancer.* [En ligne : https://consultation-cancer.fr/consultations/axe-1-ameliorer-la-prevention/consultation/consultation/opinions/12-ameliorer-lacces-aux-depistages/mesures-proposees/experimenter-des-incitatifs-materiels-pour-faciliter-la-participation-des-personnes-au-depistage]. Consulté le 8 mai 2021.

151 - Institut national du cancer (INCa). Le lancement de la stratégie - La stratégie décennale de lutte contre les cancers 2021-2030, Feuille de route 2021-2025. In : *e-cancer.* [En ligne : https://www.e-cancer.fr/Institut-national-du-cancer/Strategie-de-lutte-contre-les-cancers-en-France/La-strategie-decennale-de-lutte-contre-les-cancers-2021-2030]. Consulté le 8 mai 2021.

152 - Rahbek OJ, Jauernik CP, Ploug T, Brodersen J. Categories of systematic influences applied to increase cancer screening participation: a literature review and analysis. *Eur J Public Health.* Feb 2021;31(1):200-6.

153 - Institut national du cancer (INCa). Livret d'information sur le dépistage organisé du cancer du sein. INCa. 2017. [En ligne : https://www.e-cancer.fr/Expertises-et-publications/Catalogue-des-publications/Livret-d-information-sur-le-depistage-organise-du-cancer-du-sein]. Consulté le 8 mai 2021.

154 - Ganguli I, Simpkin AL, Lupo C, Weissman A, Mainor AJ, Orav EJ, et al. Cascades of Care After Incidental Findings in a US National Survey of Physicians. *JAMA Netw Open*. Cct 2019; 2(10): e1913325.

155 - Formica D, Sultana J, Cutroneo PM, Lucchesi S, Angelica R, Crisafulli S, et al. The economic burden of preventable adverse drug reactions: a systematic review of observational studies. *Expert Opin Drug Saf.* July 2018; 17(7): 681-95.

156 - Horgan J. The Cancer Industry: Hype vs. Reality. In : *Scientific American Blog Network*. [En ligne : https://blogs.scientificamerican.com/cross-check/the-cancer-industry-hype-vs-reality/]. Consulté le 12 mai 2021.

157 - Cancer Rose. L'industrie du cancer: battage médiatique versus réalité. In : *Cancer Rose*. [En ligne : https://cancer-rose.fr/2020/02/14/lindustrie-du-cancer-battage-mediatique-versus-realite/]. Consulté le 8 mai 2021.

158 - Cancer Rose. Étude australienne, un argument factuel de plus sur l'inutilité du dépistage mammographique In : *Cancer Rose*. [En ligne : https://cancer-rose.fr/2020/07/26/etude-australienne-un-argument-factuel-de-plus-sur-linutilite-du-depistage-mammographique/]. Consulté le 14 mai 2021.

Remerciements

Je tiens à remercier…

Toutes les patientes qui m'ont posé des questions si pertinentes, avec un bon sens qui devrait inspirer le corps médical. En particulier Sophie, qui souhaite rester humblement dans l'anonymat, pour son énorme contribution à l'écriture et à la correction de ce livre, son soutien indéfectible, sa patience, et surtout son amitié.

Tous les membres de l'association Cancer Rose : Annette, Émilie, Sophie, Jean, Marc et Vincent. Je leur suis reconnaissante de leur fidélité inébranlable, leur solidarité dans les difficultés qu'a traversées l'association pour exister et s'exprimer, de leur soutien dans l'adversité, de tous les efforts fournis dans la rude lutte pour l'information autour de ce sujet.

Mes éditrices, Elvire Sieprawski et toute son équipe, pour leur aide capitale et tout le temps consacré à l'amélioration de l'ouvrage et à sa vulgarisation, car rien n'est plus compliqué que de simplifier.

Le Dr Bernard Duperray, pour toutes ses contributions sur le surdiagnostic, sa pédagogie, son amitié et en souvenir de nos discussions animées et si enrichissantes.

Toute ma famille, mon pilier et mon réconfort. Merci à Thierry, ma moitié et mon tout, et à mes poussins, Xavier, Sophie, Hélène et Laurence.

Merci d'avoir lu ce livre.
Nous espérons qu'il vous a plu.

Retrouvez les éditions Thierry Souccar
en ligne et sur les réseaux sociaux.

THIERRY SOUCCAR ÉDITIONS

www.thierrysouccar.com

@thierrysouccareditions

Thierry Souccar Editions

@EditionsSouccar

Chez le même éditeur

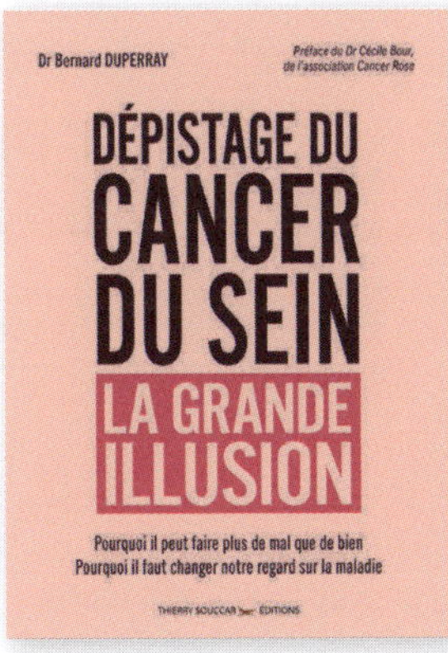

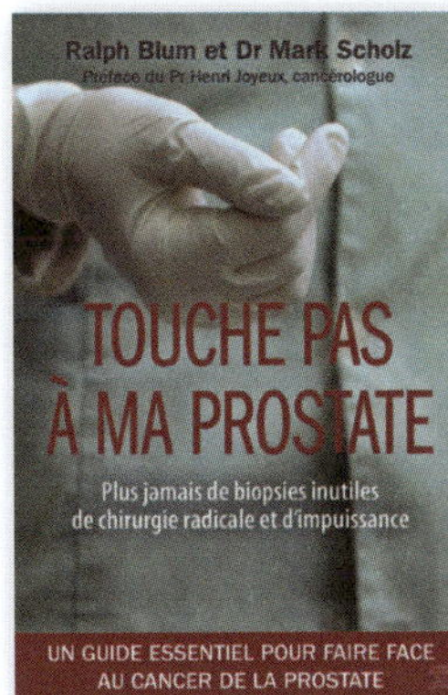

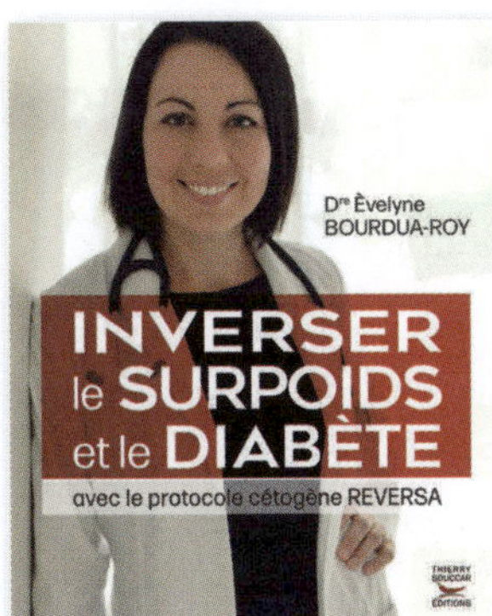

En librairie et sur thierrysouccar.com

Achevé d'imprimer en France sur les presses de Jouve-Print (Mayenne),
3e trimestre 2021

IMPRIM'VERT®

PEFC™
10-31-1316